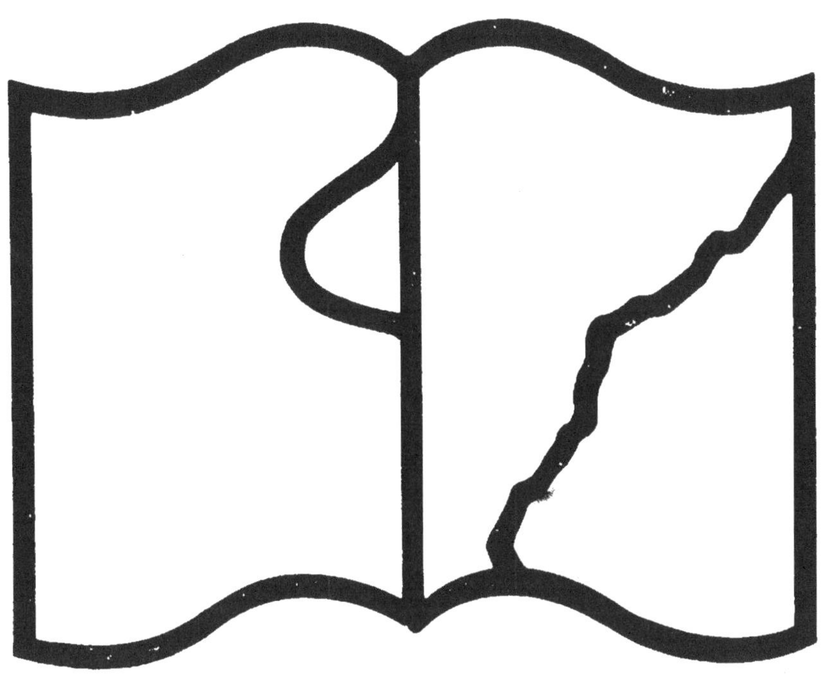

Texte détérioré — reliure défectueuse

NF Z 43-120-11

L.

L'EMBRYOCARDIE

OU

RYTHME FŒTAL DES BRUITS DU CŒUR

PAR

Le Docteur Henri GILLET

Ancien interne des Hôpitaux de Paris

PARIS

G. STEINHEIL, ÉDITEUR

2, RUE CASIMIR-DELAVIGNE, 2

1888

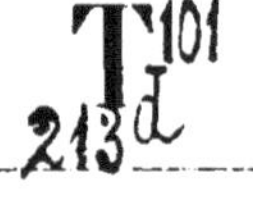

DE

L'EMBRYOCARDIE

OU

RYTHME FŒTAL DES BRUITS DU CŒUR

DU MÊME AUTEUR

Uréomètre. — *Société Médicale des Hôpitaux*, 1879.

Sur un cas de xératodermie palmaire et plantaire. — *Bulletin de la Société médico-pratique*, 28 juin 1886.

Des cirrhoses graisseuses considérées comme hépatites infectieuses. (En collaboration avec le Dr P. Blocq, ancien interne des hôpitaux.) *Archives générales de médecine*, 1888. Mémoire couronné par la Société médico-pratique de Paris.

Rupture d'une veine pulmonaire anomale dans la plèvre. — *Société anatomique*, 30 novembre 1888.

Revues des maladies des enfants. — *Revue générale de clinique et de thérapeutique*. 1888, passim.

Des différents types d'insuffisance aortique. (En collaboration avec M. Ferd. Dreyfous, ancien chef de clinique de la Faculté). En préparation.

IMPRIMERIE LEMALE ET Cie, HAVRE

DE

L'EMBRYOCARDIE

OU

RYTHME FŒTAL DES BRUITS DU CŒUR

PAR

Le Docteur Henri GILLET

Ancien interne des Hôpitaux de Paris

PARIS

G. STEINHEIL, ÉDITEUR

2, RUE CASIMIR-DELAVIGNE, 2

1888

DE L'EMBRYOCARDIE

OU

RYTHME FŒTAL DES BRUITS DU CŒUR

Arrivé à la fin de mon internat, je suis heureux de pouvoir prendre pour sujet de cette dissertation inaugurale une question bien limitée. J'en dois l'idée à M. H. Huchard, auprès duquel j'ai passé deux des meilleures années de mes études médicales et que j'ai le regret de quitter bientôt. Qu'il me permette de l'inscrire en tête de ce travail pour lui témoigner une double reconnaissance et pour ses leçons et pour l'amitié qu'il a bien voulu m'accorder.

J'ai essayé de m'astreindre aux règles du déterminisme scientifique, dont la rigueur serait si désirable pour la médecine ; j'espère qu'on me tiendra compte de mes efforts.

C'est un bien faible tribut que je puis offrir à mes maîtres dans les hôpitaux que de leur faire hommage de cette étude ; qu'ils ne mesurent pas ma gratitude au nombre de ces quelques pages.

M. Danlos, à l'hôpital Tenon, m'a fait profiter de son expérience de clinicien et de chimiste ; je joindrai dans ma mémoire ses enseignements à l'affection qu'il m'a marquée.

M. Sevestre m'a dirigé de ses conseils à l'hospice des Enfants-Assistés et m'a permis de mettre à profit ce vaste champ d'observation. L'intérêt qu'il m'a porté était trop vif pour que je l'oublie.

J'espère que M. Quinquaud, dont je n'ai pu être l'interne, ne m'en comptera pas moins parmi ses élèves. Je le remercie de m'avoir donné le goût de la chimie médicale.

Je me souviendrai toujours des quelques mois pendant lesquels MM. F. Labadie-Lagrave, Hallopeau, Raymond, Berger, Moizard ont été mes chefs de service.

M. le professeur Potain a bien voulu accepter la présidence de cette thèse ; je suis très sensible à l'honneur que me fait un tel maître et le prie d'agréer tous mes remerciements.

Le mot *embryocardie* a été pour la première fois employé par M. H. Huchard (1) dans deux de ses leçons du dimanche. C'est lui le premier qui, en France, insista sur les caractères cliniques et la valeur pronostique de ce symptôme, qu'il a fait sortir de l'oubli profond où les auteurs l'avaient laissé aussi bien en France qu'à l'étranger.

Signalé seulement par W. Stokes, sous le nom du caractère fœtal des bruits du cœur, mais non expliqué par le médecin irlandais, ce phénomène n'était presque plus connu. Il s'est écoulé une période de complet silence sur ce symptôme. On peut donc affirmer que son étude est nouvelle et la médecine française peut dès lors à bon droit en revendiquer la priorité ; car W. Stokes, malgré sa valeur de premier ordre, n'avait qu'indiqué purement et simplement le fait, sans l'analyser, sans en comprendre complètement ni la portée diagnostique, ni la signification pronostique, ni les indications thérapeutiques, qui ont été étudiées par M. Huchard.

(1) H. Huchard. Cliniques médicales et thérapeutiques de l'hôpital Bichat. *Semaine médicale*, 9 mai 1888, p. 186 et suiv. : La tension artérielle dans les maladies et ses indications thérapeutiques, et *Revue générale de clinique et de thérapeutique*, p. 411, 28 juin 1888.

Historique.

Jusqu'ici donc le caractère fœtal des bruits du cœur avait peu attiré l'attention des cliniciens ; Laënnec dans son immortel traité de l'auscultation n'a rien consigné qui puisse se rapporter au phénomène en question ; dans son traité des maladies du cœur Bouillaud n'y fait aucune allusion. C'est en vain que nous avons fouillé le texte et les observations ; les cliniques et les ouvrages ayant pour sujet les affections cardiaques ou la fièvre typhoïde sont muets. Dans Andral, dans Gendrin, dans Beau, dans Louis, nous n'avons rien pu trouver qui eût trait à cette étude. Il faut toutefois convenir que quelques-uns, Louis et Andral entre autres, avaient remarqué que l'augmentation du nombre des pulsations radiales était d'un mauvais augure dans la gastro-entérite.

Stokes est le seul auteur qui ait fait quelque attention à ce symptôme. Dans l'énumération des modalités différentes qu'on observe dans la clinique lorsque le typhus touche le cœur, il remarque la faiblesse ou la disparition des bruits du cœur surtout du premier et ajoute : « Dans un « autre ordre de faits (1), les signes sont bien différents, « bien qu'ils révèlent également une grande débilité du « cœur. Comme dans ceux que nous venons de décrire, « il y a diminution ou cessation complète de l'impulsion

(1) William Stokes. *Traité des maladies du cœur et de l'aorte.* Traduction Sénac, chap. VII, De l'état du cœur dans le typhus, p. 381, 1864, Paris, Adr. Delahaye.

« cardiaque ; mais les accidents semblent porter sur le « cœur entier. Le cœur gauche ne paraît pas être plus « compromis que le cœur droit ; le deuxième bruit ne l'em- « porte pas sur le premier. L'extinction de l'un ou l'autre « bruit cardiaque n'a pas lieu, seulement *ils sont tous « deux moins forts* et *deviennent presque complètement « identiques*. Nous avons donné à cet état le nom de *ca- « ractère fœtal*, tiré de la ressemblance étroite qu'il y a « entre ce phénomène et les bruits du cœur du fœtus pen- « dant la gestation. Cette similitude est presque absolue « lorsque le pouls a une rapidité de 125 à 140 pulsations « à la minute. Jusqu'ici nous n'avons pu reconnaître au « cune différence anatomique entre les cas dont il s'agit « et les cas beaucoup plus fréquents où le premier bruit « s'affaiblit. » Puis à la récapitulation, Stokes note (1) : « XXIII. Quelquefois, *les bruits du cœur de l'adulte res- « semblent à ceux du fœtus* pendant la vie intra-utérine. »

Mais depuis l'auteur irlandais, on n'en trouve plus que la mention toute sèche. Graves (2), N. Gueneau de Mussy (3) reproduisent sa récapitulation, sans donner aucun détail qui pût indiquer que l'importance du phénomène les eût frappés. M. Peter (4) ne consacre qu'une seule ligne à la mention du phénomène et encore ne fait-il qu'une simple citation de Stokes, sans parler de la valeur diagnostique et pronostique du phénomène. Griesinger, pas plus à l'article typhus, qu'à celui fièvre typhoïde, ne mentionne ce symptôme, bien qu'il fasse de nombreux

(1) *Idem*, p. 454.

(2) Graves. *Clinique médicale*, traduction de Jaccoud, 1863, t. I, p. 319.

(3) Noel Gueneau de Mussy. *Clinique médicale*, t. III, 1884, p. 390.

(4) Michel Peter. *Traité des maladies du cœur et de l'aorte*, 1880, p. 198.

emprunts au travail de Stokes; Murchison est muet à ce sujet. Il n'y a rien dans le Traité des maladies du cœur de M. Friedreich; dans l'encyclopédie allemande de Ziemssen on chercherait vainement aussi bien dans le tome 6 (Affections de l'appareil circulatoire) que dans le tome 2 (Maladies infectieuses) sans rien rencontrer qui pût faire voir qu'on eût même soupçonné le phénomène.

Barth et Roger (1) dès les premières éditions de leur traité donnaient le passage suivant: « Les modifications « de la durée relative des silences portent le plus habi- « tuellement sur le grand silence. Le raccourcissement « de ce grand silence, surtout avec allongement du petit, « a pour effet de convertir, en quelque sorte, le rythme « du cœur en une *mesure à 2 temps et les bruits cardia- « ques ressemblent alors à ceux des oscillations d'un « pendule*. C'est une particularité assez fréquente dans « l'âge avancé, lorsque le cœur est gros et flasque et que « l'aorte, graduellement dilatée, a perdu la souplesse et « la contractilité de ses parois. »

Ces quelques lignes prouvent bien que le rythme à deux temps, que l'embryocardie n'est pas complètement passé inaperçue de ces auteurs, mais elles montrent en même temps qu'ils n'en connaissaient ni la signification, ni la valeur, puisqu'ils citent le cas et le moins fréquent et le moins important où on la rencontre.

Marey (2) dit aussi: «..... la durée relative des deux « silences n'a rien de fixe, et il peut arriver dans certains « cas que tous les deux soient égaux. *Le cœur bat alors « une mesure à deux temps...* »

Dans le Dictionnaire encyclopédique nous n'avons vu

(1) Barth et Roger. *Traité pratique d'auscultation*, édit. de 1863, p. 206.

(2) E. J. Marey. *Physiologie médicale de la circulation du sang*, 1863, p. 107-108.

que le passage suivant(1) qui eût rapport à l'embryocardie.
« Le rythme des bruits du cœur peut subir des modi-
« fications intéressantes. Quand les battements sont
« rares, le petit silence est très distinct et le grand silence
« s'allonge beaucoup. Quand les battements deviennent
« plus nombreux le petit silence peut manquer et le grand
« silence se raccourcit notablement. Quelquefois même
« la diastole générale du cœur est insignifiante, et, dans,
« ce cas, *les bruits donnent une mesure à deux temps....* »
Mais ces remarques de physiologie pure ne comportent aucune déduction pathologique. Somme toute les auteurs qui ont jusqu'ici parlé de l'embryocardie, sauf Stokes, ne s'en sont occupés que comme d'un phénomène accessoire qu'ils reléguaient au second plan et qu'ils ne citaient souvent que pour être complets. Ce qui prouve encore le peu d'attention qu'on faisait de ce symptôme, c'est qu'il est parfois implicitement noté dans quelques observations bien prises, sans que le présentateur remarque cette particularité clinique.

Du reste, jusque dans ces derniers temps, on s'est beaucoup plus attaché à la recherche des souffles cardiaques qu'aux modifications du rythme des bruits du cœur et on s'en est tenu souvent à la constatation des caractères du pouls, négligeant l'auscultation du cœur, dès que la précipitation des battements rendait l'analyse plus délicate.

Parmi les observations intéressantes où l'embryocardie est remarquée figurent deux faits dus à M. Hayem (2); on les trouvera résumés à la fin.

(1) Chauveau et Arloing. Article Cœur (physiologie). *Dict. encyclopédique des sciences médicales*, 1re série, t. 18, 1876, p. 315.

(2) G. Hayem. Leçons cliniques sur les manifestations cardiaques de la fièvre typhoïde. *Progrès médical*, 1875, tirage à part, p. 15 et 51.

Le caractère fœtal des bruits du cœur était donc un symptôme presque oublié et méconnu, quand M. H. Huchard le mit en pleine lumière, en révéla toute l'importance et toute la gravité pronostiques. Par abréviation il donna au caractère fœtal des bruits du cœur la dénomination plus courte d'*embryocardie*.

« Ainsi donc, voilà un symptôme presque inconnu, le « caractère fœtal des bruits du cœur, qui permet de for« muler longtemps à l'avance un pronostic presque tou« jours inexorable. Je lui donne le nom d'embryocardie, « préférable à celui de cyématocardie (de κύημα, fœtus et « καρδία, cœur) que j'avais d'abord adopté. »

C'est donc à M. H. Huchard qui revient le mérite de cette acquisition séméiologique et l'honneur d'en avoir le premier fait ressortir tout l'intérêt clinique. Il m'a gracieusement offert de reprendre cette étude pour cette dissertation inaugurale, et je l'en remercie d'autant plus que l'étude de ce syndrôme m'en a démontré l'importance extrême au point de vue clinique.

Définition.

On appelle *embryocardie* ou *caractère fœtal des bruits du cœur* un rythme spécial de ceux-ci consistant dans l'identité du premier et du second bruit et dans l'égalité du petit et du grand silence avec accélération des battements cardiaques (tachycardie) ; ce qui donne à l'oreille une sensation analogue au tic-tac d'une montre ou aux bruits du cœur fœtal.

L'embryocardie comme symptôme cardiaque mérite une place à côté des bruits de galop, des dédoublements, etc., mais il en diffère en ce que le nombre des bruits est le même, que leur durée et leur timbre se ressemblent, et que les temps qui les séparent s'égalisent. Au lieu de battre une mesure à 3 temps,

1er *bruit.*	*Petit silence et 2e bruit.*	*Grand silence.*
1er temps.	2e temps.	3e temps.
Un peu moins de 1/3.	Chacun 1/6 = 1/3.	Un peu plus de 1/3.

le cœur bat une mesure à deux temps.

1er *bruit et petit silence.*	2e *bruit et grand silence.*
1er temps.	2e temps.
1/2	1/2

Étude clinique.

Comme beaucoup de signes d'auscultation, l'embryocardie demande à être *cherchée* ou plutôt à ne pas être méconnue quand elle se présente à l'observateur. Mais dès que l'oreille a perçu une fois ce rythme tout spécial, il se grave facilement dans la mémoire. L'examen de la région précordiale par l'inspection et par la palpation ne donne d'autres renseignements que la constatation de la tachycardie et de l'affaiblissement plus ou moins prononcé des contractions cardiaques et du choc précordial. Cette constatation ne manque pas d'intérêt au point de vue des renseignements qu'elle donne sur l'état des forces du muscle cardiaque; mais ces deux modes d'investigation ne peuvent faire présumer le résultat de l'auscultation; il n'y a donc aucune analogie à établir avec le bruit de galop, pour lequel M. Potain a si justement dit qu'il est plus une sensation tactile, qu'une perception auditive.

Qu'entend-on lorsqu'on ausculte un cœur normal? On trouve un premier bruit un peu sourd, un peu profond, dont le maximum est à la pointe et qui précède à peine le pouls radial, puis une courte période de silence, suivie d'un second bruit plus clair, plus court que le premier et plus superficiel, dont le maximum est à la base, et qui se produit après le pouls radial; enfin une seconde période de silence sépare un premier battement d'un second.

Considérée d'après leur durée, on peut assigner au

1er bruit la valeur d'un peu moins d'un tiers, au petit silence et au 2e bruit chacun un sixième, au grand silence plus d'un tiers de la révolution cardiaque.

Que va-t-on percevoir lors d'embryocardie ? On est, au premier abord, gêné par la rapidité avec laquelle bat l'organe ; mais on s'y habitue bientôt et on arrive à entendre une succession de bruits également distants et qu'on ne peut comparer qu'aux bruits du cœur fœtal, qu'au tic-tac d'une montre, qu'aux oscillations régulières et rapides d'un pendule.

On peut rendre compte du phénomène en montant un métronome de façon à ce qu'il batte 200 coups au moins à la minute. Sauf le timbre métallique, l'identité est presque parfaite. Et cette petite expérience ne sert pas seulement à reproduire à l'oreille le phénomène de l'embryocardie ; mais elle contribue aussi à en faire l'analyse.

L'auscultation attentive permet en effet de décomposer un battement cardiaque en différents temps. C'est d'abord un bruit rapide, 1er bruit, puis un arrêt silencieux qui précède à un intervalle très court un bruit nouveau, 2e bruit, aussi rapide que le premier. Un autre silence fugitif sépare ce second bruit du premier de la révolution cardiaque qui suit.

Malgré la rapidité de succession des phénomènes, on sent parfaitement que les deux bruits ne sont plus différenciés, ni par la durée ni par le timbre ; on sent aussi que les deux silences s'égalisent entre eux et que l'intervalle qu'ils mettent entre les bruits est identique pour chacun et qu'il a même durée que celle de chacun des bruits. Ce qui donne quatre temps d'égale longueur.

Si, en dehors de l'accélération des mouvements du cœur, on récapitule les modifications qu'a subies le rythme cardiaque, on voit que le grand silence s'est raccourci au point qu'il ne surpasse plus le petit en durée et que le premier bruit se produit dans un espace de temps sensiblement égal au second. De l'uniformité et de l'égalité des différents temps de la révolution cardiaque naît le rythme spécial à deux temps que M. H. Huchard a dénommé embryocardie, rythme qu'on pourrait transcrire en notation musicale de la façon suivante :

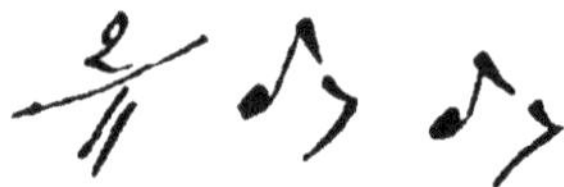

L'embryocardie peut être le seul signe qui indique que le cœur a été touché par le processus pathologique ; mais souvent il est ou précédé ou suivi d'une série d'autres modifications. Dans un cas nous avons noté le bruit de galop.

Observation I (personnelle)

Pyohémie puerpérale. — Bruit de galop. — Embryocardie. — Mort.

Bonty, 19 ans, blanchisseuse, entre dans le service de M. H. Huchard, à l'hôpital Bichat, salle Louis, n° 13.

Pas d'antécédents à noter.

Accouchée il y a 12 jours, elle présente sur la petite lèvre droite et la partie correspondante du vagin une plaque de sphacèle, grisâtre, molle, fétide. Les ganglions inguinaux de droite sont gros et douloureux.

Le toucher vaginal ne fait rien constater dans les culs-de-sac, le col de l'utérus déchiqueté est légèrement entr'ouvert. Léger écoulement sanguinolent et fétide. La palpation ne révèle rien d'anormal dans le ventre, malgré quelques vomissements.

Myoœdème.

Grandes oscillations de la température.

Todd, extrait de quinquina, injections vaginales profondes de sublimé.

Œdème des membres inférieurs, *bruit de galop*, pas d'albumine dans l'urine.

Gros abcès superficiel de la région fessière droite, pus fétide, liquide, 1 litre 1/2 ; ouverture, drain, injection phéniquée à 1/20, pansement.

Gros abcès du mollet droit, pus séreux, sanguinolent, fétide.

Petit abcès de la région postérieure de la cuisse droite.

Eschares sacrée et malléolaires.

Vomissements.

Prescription : Todd, extrait de quinquina, 2 gr. Champagne, benzoate de soude, 4 gr. ; sulfate de quinine, 1 gr. à 1 gr. 50. Limonade chlorhydrique, café. Injections sous-cutanées de caféine, 4 par jour. Injections vaginales de sublimé, pansement de la vulve à l'iodoforme.

Embryocardie. — Pouls 120, pression 14°, 12°.

Ataxo-adynamie, cris. Mort.

AUTOPSIE. — *Cavité thoracique.* Épanchement de liquide citrin dans les deux plèvres, quelques adhérences du côté gauche.

Poumons. — Emphysème. Atélectasie (?) Pus dans les bronches. Quelques petites cavités formées aux dépens des bronchioles et contenant du pus ; pas d'abcès interstitiels et pas de zone de congestion autour des abcès.

Cœur. — Petit, 250 gr. Sensation de cœur gras au toucher, mais peu accusée, pas de surcharge graisseuse. Rien à l'endocarde ; mitrale, 9 cent. 1/4 ; aorte, 6 cent.

Coronaires : orifices normaux, une coronaire supplémentaire à l'orifice droit. Légère plaque d'aortite à la hauteur des valvules sigmoïdes, petite ecchymose sur la face antérieure du cœur gauche.

Foie. — Remonte très haut, très volumineux, jaune, aspect de foie gras, pas d'abcès.

Rein droit. — Abcès volumineux ayant détruit l'extrémité supérieure de l'organe (1/4 du volume du rein), avec adhérence et destruction de la capsule (périnéphrite purulente).

Autour de cet abcès et dans le parenchyme, on aperçoit des

masses jaunâtres en forme d'infarctus, dans la substance corticale et entre les pyramides, non liquéfiés comme la partie centrale du gros abcès.

Rein gauche. — Dur au toucher, volumineux comme le droit, mais signes très nets de néphrite.

Organes génitaux, pas de lésions appréciables.

Fibres cardiaques dissociées. La striation est conservée, mais ne paraît pas aussi franche que normalement, le carmin prend bien. L'acide osmique ne révèle aucune trace de graisse, soit dans la fibre même, soit dans l'intervalle. Les noyaux se distinguent mal ; ceux qu'on aperçoit ne se distinguent que par une coloration plus intense.

Ces fibres ont été prises dans un fragment de pilier, soumises aussitôt après l'autopsie à l'action de l'acide nitrique et du chlorate de potasse, puis dissociées à l'aiguille. L'addition d'acide acétique puis de carmin ne donne pas d'autre résultat que celui de mieux montrer les fibres conjonctives étirées par la dissociation et légèrement ondulées. (Note de M. Weber.)

Souvent on peut prévoir l'apparition de l'embryocardie. Le premier bruit tend à s'affaiblir et on assiste au raccourcissement processif du grand silence. Parfois même le phénomène ne se complète pas, le rythme à deux temps n'est qu'ébauché, il n'y a que tendance à l'embryocardie et non embryocardie confirmée. Ce qui n'empêche de pouvoir affirmer que le cœur a été atteint par le processus pathologique, mais plus légèrement.

Mais d'autres fois, les modifications des bruits du cœur vont plus loin, le premier bruit diminue de plus en plus et arrive même à n'être plus perceptible, ce qui a été noté dans la myocardie variolique (1).

Dans les derniers instants de la vie, l'embryocardie le

(1) L. Desnos et H. Huchard. *Des complications cardiaques dans la variole et notamment de la myocardie varioleuse.* Paris, Delahaye, 1871.

cède, en général, à l'affaiblissement des deux bruits, qui cessent même d'être entendus.

L'embryocardie ne représente qu'un endroit précis de cet enchaînement de modifications, qui toutes sont d'une grande utilité pour le clinicien, qui toutes éveillent son attention sur le cœur. Mais elle l'emporte en netteté sur toutes les autres par son rythme spécial, qui se produit juste au moment où les différents temps de la révolution cardiaque s'égalisent.

Diagnostic.

On pourrait croire que le phénomène de l'embryocardie ne fût qu'une conséquence de la rapidité extrême des battements. Ce serait une erreur d'observation. Bien des affections se font remarquer par une tachycardie extrême sans que le rythme des bruits cardiaques semble modifié ; les différents temps sont diminués comme durée, mais le rapport général des temps entre eux reste identique à la normale. Il en est ainsi dans les maladies fébriles, dans les formes tachycardiques des cardiopathies artérielles et surtout dans le goitre exophtalmique, les palpitations nerveuses, dans lesquelles le nombre des pulsations cardiaques dépasse de beaucoup celui qu'on rencontre avec le caractère fœtal.

L'embryocardie ne se confond pas avec la *tachycardie préagonique* par son apparition à une époque où le malade peut sembler dans un état satisfaisant, tellement que l'observateur non prévenu peut commettre une erreur grossière de pronostic.

PHÉNOMÈNES CIRCULATOIRES

L'étude de l'embryocardie limitée à la constatation pure et simple du rythme particulier du cœur serait incomplète si l'on ne considérait pas les autres phénomènes circulatoires qui se passent non seulement au cœur, mais aussi à la périphérie. Cette analyse est d'autant plus importante qu'elle peut nous donner l'explication du symptôme.

La tachycardie qui coïncide avec l'embryocardie n'a rien de particulier à signaler. La *fréquence* des pulsations n'atteint guère moins de 100 et peut aller jusqu'à 200 par minute; mais en général au delà de 140 à 160, et même dès ces chiffres, le pouls ne se peut plus compter. C'est quand la débilité cardiaque arrive à ce summum qu'on perçoit à l'auscultation et même à la palpation ces battements incomplets, seulement esquissés, qu'on a comparés aux frôlements d'une aile d'oiseau, pour traduire l'expression anglaise de *fluttering*.

A cette rapidité quelquefois extrême du cœur se joint parfois quelques intermittences et quelques faux pas, sans cependant que ces accidents prédominent jusqu'à dominer les autres phénomènes et jusqu'à produire la folie du cœur.

L'état de relâchement et de dilatation du cœur se traduit à la percussion par une augmentation de matité cardiaque, surtout dans le sens transversal. Le cœur droit surtout s'élargit et dépasse à droite le sternum dans un espace beaucoup plus large que normalement.

Le caractère du pouls traduit l'état du cœur; il est *rapide*, parfois régulier et plus ou moins égal, *dicrote* mais *mou et dépressible*. La déduction à tirer du dicrotisme et de la dépressibilité du pouls, c'est que la pression artérielle doit être basse. La cyanose de la peau du genou, de celle des extrémités, du nez et des joues prouve la stase veineuse causée par cet affaiblissement de la tension dans les artères.

Cette hypotension détermine ces congestions bâtardes où l'inflammation ne joue qu'un rôle tout à fait secondaire, mais où la stase veineuse fait tous les frais : dans les poumons, stase hypostatique des bases ou épanchements pleuraux, d'où hématose incomplète; dans les reins, stase dans les veines rénales, d'où dépuration incomplète du sang et souvent albuminurie; congestion passive des centres nerveux, d'où réactions molles et incomplètes, etc., toutes conditions contribuant à l'affaiblissement de l'organisme par viciation du sang.

Du reste, la vérification et la mensuration de cet abaissement de pression peuvent être faites au moyen d'un instrument, le sphygmo-manomètre. Cet appareil repose sur ce principe que la pression exercée sur une artère jusqu'à supprimer la pulsation au delà du point comprimé, égale la pression du sang sur la paroi artérielle, les deux pressions en sens contraire s'annihilant.

L'appareil de Basch (1) était primitivement un manomètre vertical relié à un tube en caoutchouc terminé par une poire, le tout plein d'eau. Aujourd'hui le manomètre occupe un moindre volume (système Bourdon). C'est avec cet instrument modifié par M. Potain et M. H. Huchard (réplétion avec l'air) que nous avons fait nos recherches. On insuffle légèrement l'appareil avant de s'en servir; la poire est placée sur la radiale, un doigt comprime l'artère près de l'éminence thénar pour empêcher la récurrence palmaire, un autre doigt constate le pouls et l'index et le médius de l'autre main pressent sur la poire jusqu'à ce que le pouls ne soit plus perceptible. On lit le chiffre marqué par l'aiguille, il donne en c. c. de mercure la pression artérielle.

On comprend que les résultats ne sont pas rigoureusement exacts, puisqu'au lieu de comprimer l'artère on comprime l'artère plus les tissus qui la recouvrent,

(1) S. von Basch. *Der Sphygmo-manometer und seine Verwerthung in der Praxis. Berliner Klin. Wochenschrift*, 1887, n° 12 ff.

dont la résistance diffère chez chaque individu. En outre, la paroi artérielle est supposée n'avoir pas de résistance, ce qui est faux, surtout quand celle-ci est athéromateuse.

Enfin on n'obtient que la pression maxima, puisqu'on opère au moment de la pulsation artérielle. Les résultats fournis par ces appareils, quoique relatifs, peuvent cependant être considérés comme suffisants pour permettre la comparaison, lorsqu'on se trouve dans des conditions identiques, par exemple, chez le même individu. Mais, en résumé, ce sphygmo-manomètre n'est pas indispensable pour l'étude du symptôme en question, on peut aisément s'en passer.

Chez un homme adulte, sain, dont la radiale, non athéromateuse, est assez superficielle, le sphygmo-manomètre donne 16° à 18° en moyenne ; lors d'embryocardie, ce chiffre n'est plus que de 12°, de 9° même.

On trouve un autre signe de la faible tension artérielle dans l'affaiblissement relatif du bruit diastolique de l'aorte comparé au même bruit de l'artère pulmonaire. On sait en effet qu'à l'état normal lorsqu'on auscults au foyer des bruits aortiques, à droite du sternum, on entend un bruit plus fort, que lorsqu'on porte son oreille à gauche à l'origine des bruits de l'artère pulmonaire. Cette différence est encore plus marquée dans les cardiopathies artérielles, dans lesquelles il existe un retentissement diastolique en coup de marteau, sur lequel M. H. Huchard insiste particulièrement, comme indice de l'hypertension artérielle. Tout dernièrement MM. Bucquoy et Marfan (1) ont donné gain de cause à cette première opinion.

Quand la pression artérielle diminue on constate le

(1) Bucquoy et Marfan. *Revue mensuelle de médecine*, novembre 1888.

phénomène inverse, le retentissement diastolique s'accentue à gauche du sternum, au foyer des bruits de l'artère pulmonaire. C'est ce qu'on peut constater dès qu'il y a rupture d'équilibre entre la tension artérielle et la veineuse, le fait est d'observation vulgaire dans les affections mitrales à leur période hyposystolique.

Un autre fait coïncide avec la faiblesse de la tension, c'est la diminution de la quantité d'urine, qui n'en est qu'une conséquence mécanique. On sait en effet qu'un liquide jeté sur un filtre s'écoule d'autant moins vite que la pression qu'il supporte est plus faible, et que le rein laisse écouler d'autant moins d'urine que la pression artérielle est plus faible, aussi les diurétiques agissent-ils en général en élévant cette tension.

ÉTUDE CARDIOGRAPHIQUE

L'étude de l'embryocardie ne s'arrête pas à la constatation par l'oreille du rythme à deux temps des bruits du cœur; l'analyse des tracés cardiographiques va nous permettre de rendre le phénomène perceptible à la vue et de l'étudier pour ainsi dire mathématiquement.

Les tracés qu'on a reproduits dans les figures ci-jointes ont tous été pris avec le grand appareil enregistreur de Marey, le cylindre étant mis à la vitesse moyenne; le temps est marqué en 1/2 seconde.

Lorsque chez un homme à l'état normal on prend à l'aide d'un appareil enregistreur le tracé du choc de la pointe, on obtient un graphique analogue à ceux qu'on a donnés figure I et II, que nous avons choisis parmi les plus nets que nous trouvons dans notre collection.

Le cardiogramme de la figure I provient d'un homme de 30 ans, de grandeur moyenne, à l'état normal, celui de la figure II, d'un homme de [illegible] ans atteint de sciatique gauche, sans aucune autr[illegible], cœur complètement sain.

Fig. 1. — Tracé normal.

On voit que ces dessins se composent en allant de gauche à droite : d'un premier ressaut correspondant à la contraction de l'oreillette, d'une ascension plus ou moins brusque et élevée traduisant la systole ventriculaire, dont le début est aussi celui du premier bruit. Parfois une ou

Fig. 2. — Tracé normal.

plusieurs dents, toujours moins nettes que dans les tracés reproduits par les physiologistes, qui opèrent sur la pointe du cœur doublée seulement du péricarde et de la plèvre, précèdent la chute de la ligne (petit silence), qui, avant de tomber, se relève légèrement en un point qui indique l'abaissement des valvules sigmoïdes, c'est-à-dire le moment précis du 2e bruit. La longueur relative des différentes parties du dessin donne la durée relative et respective de chacun des temps de la révolution cardiaque; l'ascension principale et les dentelures correspondent à la systole et au 1er bruit, la chute de la ligne au petit silence; le ressaut de la fin de la ligne indique le 2e bruit; la longue ligne à peine ondulée et le ressaut dû à la contraction de l'oreillette mesure la durée du grand silence.

On a donc sous les yeux, transcrits d'une manière précise, les phénomènes acoustiques que l'oreille perçoit quand on l'applique contre la région cardiaque. En général on constate, d'après les chiffres classiques, que le 1er bruit dure un peu moins de 1/3, le petit silence et le 2e chacun 1/6, le grand silence un peu plus de 1/3.

C'est en prenant ce que nous constatons à l'état physiologique pour base et à l'aide de la méthode scientifique de l'enregistrement que nous allons étudier les modifications apportées au rythme cardiaque, lorsqu'on perçoit l'embryocardie.

Nous avons vu qu'en clinique le rythme à deux temps avant de s'affirmer pouvait parfois se pressentir; on assiste au raccourcissement progressif du grand silence; c'est ce que nous avons appelé *embryocardie incomplète;* cette exquisse du phénomène peut même ne pas aller au delà et ne pas se compléter.

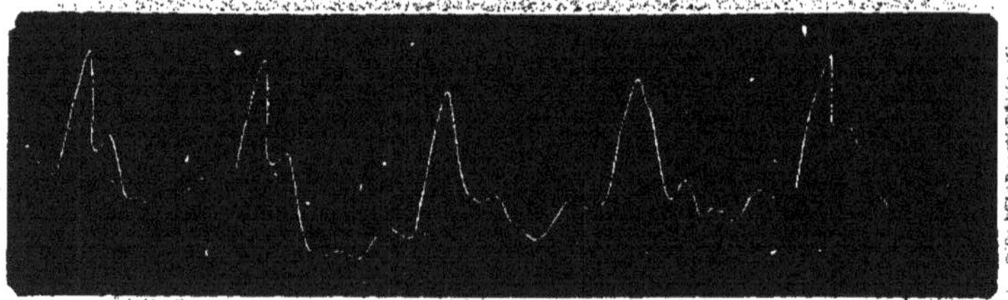

Fig. 3. — Embryocardie incomplète.

Le cardiogramme que nous donnons fig. 3 est celui atteint d'hémorrhagie dans la plèvre (obs. II) et qui présenta une tendance à l'embryocardie. On voit que, tout en tenant compte de la tachycardie, 140 pulsations, la durée du grand silence se trouve considérablement amoindrie, mais que cependant elle représente encore un espace de temps plus grand que le petit silence et chacun des deux autres temps.

Mais si le phénomène se complète, s'il y a embryocardie vraie, les durées relatives des différents temps vont se modifier et s'égaliser et représenter chacune environ 1/4 de la durée totale. C'est ce qu'on lit sur le tracé suivant :

Fig. 4. — Embryocardie.

C'est celui d'un malade dont l'observation est relatée plus loin (obs. IV).

L'égalité des quatre temps n'est pas absolument mathématique dans chaque révolution cardiaque; mais la différence se montre si minime qu'elle n'influe en rien sur le résultat général.

Fig. 5. — Tachycardie sans embryocardie.

Pour prouver que l'embryocardie ne découle pas simplement d'une tachycardie extrême, nous mettons en regard du tracé précédent, celui que nous avons obtenu chez un malade fébricitant (pneumonie double), fig. 5.

On voit que le nivellement des durées n'a pas lieu, bien que la fréquence des pulsations cardiaques soit plus grande que dans le tracé n° 4.

L'ensemble de cette étude cardiographique nous permet donc de dire, qu'en dehors de la tachycardie, *le déterminisme de l'embryocardie est l'égalisation des durées des différents temps de la révolution cardiaque.*

Si la pratique de la cardiographie se heurte en clinique à une foule de difficultés matérielles, qui nous ont souvent empêché d'avoir des tracés utilisables, le résultat, quelque petit qu'il soit, que nous avons pu obtenir, n'en a pas moins été d'une grande netteté; ce qui nous a singulièrement facilité la tâche pour l'interprétation du phénomène.

L'étude sphygmographique n'est pas d'un même secours. Tous les tracés offrent une petitesse extrême, affectent la forme d'une ligne tremblée, avec dicrotisme ou même polycrotisme. Ils ne fournissent qu'une indication univoque, celle de la faible tension artérielle, ce qui n'est pas complètement dénué d'intérêt, puisque cette preuve vient corroborer les autres constatations de l'hypotension; mais enfin, la valeur de ce moyen ne va pas plus loin.

VALEUR SÉMÉIOLOGIQUE

L'embryocardie peut se rencontrer dans la période ultime des affections cardiaques chroniques, surtout dans les cardiopathies artérielles.

Elle peut être l'indice d'une dégénérescence cardiaque, la plupart du temps secondaire à un état infectieux, comme le typhus, la fièvre typhoïde, la scarlatine, la variole, la septicémie et la pyohémie, l'impaludisme.

Enfin on la constate dans certaines intoxications, comme celle par l'hydrate de chloral.

Mais son importance diffère considérablement dans chacune de ces affections.

Dans les cardiopathies artérielles, ainsi appelées parce qu'elles ont le cœur pour siège et les artères pour origine, le rythme à deux temps se présente de deux façons différentes : tantôt il n'apparaît que momentanément, dure un ou deux jours et ne se manifeste plus ou même n'existe que pendant une série de révolutions cardiaques. C'était le cas d'une malade (1) atteinte d'insuffisance aortique et de cardiopathie artérielle à type tachycardique et arythmique. L'embryocardie n'est que transitoire et souvent même incomplète. Il en est de même dans l'angine de poitrine et dans les grandes hémorrhagies, comme après l'accouchement ou dans les épanchements sanguins abondants, comme dans l'observation suivante :

Observation II (personnelle)

Épanchement sanguin dans la plèvre. — Rupture d'une veine pulmonaire anormale (2). (*Résumée.*)

March..., Aristide, 20 ans, garçon de lavoir, entre le 27 octobre 1888, salle Bazin, n° 10, hôpital Bichat, dans le service de M. H. Huchard.

Parents bien portants, sœur morte en bas âge, frère mort au Tonkin, sujet aux épistaxis, comme notre malade.

Pas de maladies, buvait, se surmenait.

Malade depuis 15 jours : angine légère puis œdème de la face et des membres, point de côté à droite.

(1) Ferd. Dreyfous et H. Gillet. (En préparation.) *Des différents types d'insuffisance aortique.*

(2) *Société anatomique*, 30 novembre 1888.

A l'entrée : anasarque, dyspnée, pas d'albumine, rien au cœur. Point de côté atroce à droite ; matité, abolition des vibrations, voussure, souffle en avant et en arrière. Diaphragme immobile, point diaphragmatique douloureux. Déviation du cœur. Température entre 38° et 39°,2. Menaces de suffocation : thoracentèses, sang.

12 novembre, Skodisme et souffle amphorique, pas de bruit de succussion.

Le 13. Pouls 140 pulsations, pression artérielle 12, grand silence très court, presque de l'*embryocardie*.

Le 17. Empyème, 6 litres de liquide sanglant, pansements mouillés de sang.

Le 27. Mort à la suite d'un écoulement de sang rutilant à travers le pansement.

A l'*autopsie*. Cadavre exsangue, foie, rein, cœur, sains.

Caillot cruorique de 630 grammes sur le poumon droit. Plèvre épaissie, pas de néo-membranes,

Poumon droit gros comme le point. A la base, ouverture de 1 c. 1/2 de diamètre donnant à plein canal dans une veine pulmonaire à 10 cent. de l'oreillette gauche. Paroi de cette ouverture lisse, sans aucune différence avec le reste de la veine pulmonaire ; lambeaux triangulaires au niveau de l'ouverture semblant se raccorder pour former une ampoule. On a sans doute affaire à une terminaison ampullaire d'une veine pulmonaire (disposition congénitale) qui s'est rompue dans la plèvre.

Tantôt le caractère fœtal des bruits du cœur s'installe définitivement et la persistance de cette modification de rythme doit faire dicter un pronostic fâcheux.

Observation III (personnelle)

Asystolie. — Subdelirium. — Embryocardie. — Mort. — Coronarite.

Gilles Auguste, âgé de 60 ans, dessinateur, entre le 13 juillet 1888, dans le service de M. H. Huchard, à l'hôpital Bichat, salle Bazin, n° 3. Il présente un œdème énorme des membres inférieurs et des bourses : un état d'oppression considérable et de subdélirium empêche d'avoir des renseignements complets : il n'a pas fait de grande maladie, n'a jamais eu de rhumatisme articulaire aigu, chancres (?).

Le pouls bat faiblement, par moment il est imperceptible ; on ne peut guère le compter. Au cœur il y a 160 *pulsations ;* sans palpitations. Les bruits du cœur donnent à l'auscultation le rythme à deux temps, *comme le cœur fœtal.*

On fait une cinquantaine de mouchetures avec une aiguille flambée.

14 juillet. Tout l'œdème a disparu. Le pouls est toujours très petit. Le cœur bat à 140, les bruits ont toujours le *caractère fœtal.* On remarque quelques intermittences. Un peu de mieux dans l'état mental.

Prescription : Eau-de-vie allemande 30 gr. A la contre-visite du soir, 160 pulsations cardiaques, caractère fœtal persistant. Le malade étouffe beaucoup, pas de palpitations.

Le 15. Cœur, 160. Respiration 24. L'œdème a complètement disparu, mais encore de la dyspnée.

Le 16. Cœur 150. Pression artérielle 16. Urine toujours sous lui.

20 juillet. Mort.

Autopsie. — *Cœur sclérosé, rétrécissement des coronaires.* Cadavre encore chaud. Œdème des parties déclives et de la face dorsale des pieds. Face couverte de taches cadavériques (rouge vineux), ventre saillant, très adipeux (surcharge sous-cutanée et épiploïque).

Intestins normaux. Vésicule biliaire très saillante sous le bord du foie, d'un vert foncé très accusé.

Thorax bien développé, ossification des cartilages costaux de haut en bas.

Poumons. — P. gauche refoulé par le cœur, adhérences au sommet gauche, qui présente une dépression cicatricielle, noyaux d'apoplexie pulmonaire dans le lobe inférieur.

P. droit, adhérences très intimes du lobe supérieur difficile à enlever, véritable symphyse pleurale. Ce lobe supérieur très dur au toucher renferme une série d'alvéoles couchés dans un tissu dense fibreux rappelant la dilatation bronchique. Toute la bronche supérieure droite est en voie d'ossification, comme ratatinée sur elle-même et très dure au toucher (le tissu pulmonaire normal est peu abondant dans ce même lobe). A la base droite, simple congestion pulmonaire.

Cœur. — Mesuré en place sur une ligne transversale (de son extrémité gauche au bord antérieur du poumon droit) 15 centim. surcharge graisseuse du péricarde surtout intense dans les sillons pleuro-péricardiques. Hydro-péricarde assez considérable.

Dilatation énorme des deux auricules, des oreillettes, des veines pulmonaires et caves (gorgées de caillots noirs), ventricule gauche hypertrophié (2 centim. d'épaisseur), présentant de la surcharge graisseuse des sillons et des bords du cœur. Ventricules renfermant des caillots noirs à droite et à gauche, tous deux un peu dilatés.

Myocarde pâle, pseudo-graisseux à la coupe.

Au niveau de l'intersection de la cloison avec la paroi antérieure du ventricule gauche on voit un foyer de sclérose avec amincissement notable de la paroi (1 centim. au lieu de 2) qui correspond comme siège à une plaque d'endocardite pariétale chronique (épaississement jaune de l'endocarde) et qui est bien plus marquée sur les couches internes du myocarde que sur les couches externes.

Mitrale très épaissie sur son bord libre, présente de larges plaques d'endocardite chronique sur son voile membraneux.

Poids du cœur, 640 gr., sans caillots et ouvert.

Aorte. — Adhérence considérable. Boursouflures énormes. Foyers caséeux très nets à la coupe. Points ulcérés. Pas d'insuffisance aortique (épreuve de l'eau). Les nids valvulaires des sigmoïdes sont excessivement dilatés, dans l'un d'eux il est facile de loger les deux doigts.

Coronaires. — L'orifice de la coronaire antérieure est libre et ne présente pas d'orifice de coronaire supplémentaire. Celui de la coronaire postérieure est rétréci d'une façon très appréciable et il présente à 1 centimètre de distance un orifice assez large de coronaire supplémentaire. La sonde cannelée, qui pénètre facilement dans l'antérieure, s'arrête à 1 centimètre de l'orifice de la coronaire postérieure.

Le tronc de la coronaire postérieure est ossifié au niveau du point qui parait rétréci. Ce rétrécissement cependant ne va pas jusqu'à l'oblitération, car on réussit, en forçant un peu plus, à passer la sonde. Au delà de ce *point manifestement rétréci*, la coronaire postérieure reprend son calibre normal, mais l'athérome et les plaques calcaires se poursuivent jusque dans les petites ramifications. On voit nettement les orifices de collatérales nombreuses, les unes oblitérées, les autres fort rétrécies par les plaques d'athérome, ce point rétréci siège à 2 cent. 1/2 de l'aorte.

Quant à la coronaire supplémentaire de la coronaire postérieure, elle est assez volumineuse (diamètre 2 à 3 millimètres), et son orifice aortique est manifestement rétréci par l'aortite de voisinage.

Il existe en outre une 2e coronaire supplémentaire, dont l'orifice, beaucoup plus petit que celui de la précédente, est accolé à l'orifice principal de la coronaire postérieure.

Quant à la coronaire antérieure, elle est également le siège de nombreuses plaques d'athérome, qui rétrécissent l'orifice de ses collatérales.

Foie. — 1350 gr., jaunâtre à la coupe, surface granuleuse sans grande déformation ni grande dureté ; dégénérescence graisseuse sur foie muscade.

La vésicule, très dilatée, mesure 14 centimètres de long, renferme une bile noire abondante, sans calculs. Rate, 240 gr., petite, présente à la coupe un foyer de congestion intense, qui occupe l'une de ses extrémités tout entière.

Reins. — Rein gauche, 320 gr., énorme, lobulé, quelques kystes petits, congestion des pyramides, pas d'altération visible à l'œil nu.

Rein droit, mêmes lésions; plus, tache jaune orangé située entre la substance des pyramides et la corticale.

Le *cerveau* n'a pas été vu. (Notes d'autopsie dues à M. Weber.)

Mais le symptôme de l'embryocardie a une tout autre valeur dans les maladies infectieuses. Dans le typhus, W. Stokes en a fait ressortir la portée clinique. Nous n'observons guère cette maladie en France; mais, grâce à la mauvaise qualité de l'eau distribuée à Paris, nous pouvons étudier un fléau tout aussi terrible, la fièvre typhoïde, affection parente du typhus exanthématique.

La dothiénentérie de toutes les pyrexies se caractérise par du dicrotisme et par une discordance remarquable entre le chiffre thermique élevé et le nombre relativement faible des pulsations radiales. Le contraire existe pour la scarlatine.

Par exemple, avec une température de 40° on pourra avoir un pouls ne battant que 80 à 90 fois par minute. La chose est classique. M. Bernheim, de Nancy (1), se base même sur ce fait pour attribuer au poison typhique une action analogue à celle de la digitale, qui à dose modérée ralentit le cœur et à dose toxique l'accélère. Nous ferons cependant remarquer que la fièvre typhoïde est une des maladies dans laquelle la pression artérielle est la plus basse, ce qui n'est pas tout à fait d'accord avec le relève-

(1) BERNHEIM. *Forme cardiaque de la fièvre typhoïde.* (Congrès de la Rochelle, 1882.)

LÉON WILLAUME. *De la forme cardiaque de la fièvre typhoïde.* Thèse de Nancy, 1887.

ment de la pression artérielle par la digitale. L'analogie n'est donc plus complète.

Le peu d'accélération du pouls constitue par conséquent l'état ordinaire dans la fièvre typhoïde ; quand l'augmentation du nombre des pulsations se produit, cette nouvelle modalité clinique doit éveiller l'attention du clinicien et lui faire songer aux complications possibles du côté du système cardio-vasculaire.

Il y a déjà longtemps (1) qu'on avait remarqué la sévérité du pronostic lorsqu'on rencontre l'accélération du pouls dans la dothiénentérie. On y est encore revenu récemment (2). Il n'y a peut-être qu'une exception à faire; on la rencontre chez les femmes (3) et chez les sujets nerveux, qui font de la tachycardie pour rien.

Cette tachycardie précède en général les modifications qui peuvent survenir dans le rythme du cœur et l'embryocardie en particulier. L'apparition du rythme à deux temps indique que le poison typhique a touché l'organe central de la circulation.

Dans les autres maladies infectieuses dans lesquelles le pouls peut déjà être fréquent, l'apparition de l'embryocardie ne s'annonce par rien. Il faudra cependant lui attacher la même valeur que précédemment.

Nous n'avons cité que la scarlatine, la variole, la pyohémie et la septicémie, la diphtérie, la méningite tuber-

(1) ANDRAL. *Clinique médicale.* Maladies de l'abdomen, 1834.

(2) LAPORTE. *Réflexions cliniques sur 34 cas de fièvre typhoïde.* Th. de Paris, 1882.

MALHERBE. *Valeur diagnostique et pronostique des rapports du pouls et de la température dans la fièvre typhoïde.* Th. de Paris 1882.

MADET. *Fréquence du pouls et élévation thermique dans la fièvre typhoïde.* Th. de Paris, 1883.

(3) PARIZOT. *Recherches sur le pouls dans la fièvre typhoïde.* Th. de Nancy, 1884.

culeuse, parce que nous ne pouvons donner que des observations qui aient trait à ces affections. Mais on peut, je crois, se permettre de généraliser et admettre la possibilité de ce caractère fœtal des bruits du cœur dans tous les états infectieux.

Le chloral, à dose modérée, se transforme en chloroforme dans le sang et ralentit le cœur; à dose toxique, sa transformation ne peut avoir lieu et il accélère le cœur, abaisse la tension artérielle, tend à supprimer le grand silence et à faire prendre au cœur un rythme à deux temps.

Pronostic.

Si au point de vue clinique et diagnostique l'embryocardie se montre comme un phénomène d'une importance incontestable, elle est d'une valeur pronostique encore plus grande, puisqu'elle annonce l'approche du collapsus et presque toujours une issue fatale.

Si l'embryocardie reste incomplète, s'il y a seulement tendance à la production du rythme à 2 temps, la situation change d'aspect. Le raccourcissement du grand silence indique bien que le cœur participe au processus pathologique, mais que l'atteinte de l'organe n'est que légère et par conséquent que le retour à l'état normal peut se faire.

Lorsque l'embryocardie ne s'entend que pendant un temps assez court, quelques révolutions cardiaques seulement, quelques heures au maximum, qu'elle est transitoire, le pronostic ne s'assombrit pas autant. C'est ainsi que nous l'avons observée chez une malade atteinte de cardiopathie artérielle (tachycardie, arythmie) avec insuffisance aortique qui, malgré deux ou trois rechutes, conserve un état général encore assez satisfaisant qui lui permettra de sortir de l'hôpital avec une amélioration notable.

Complète et permanente, l'embryocardie doit faire songer à une terminaison funeste par le fait même de l'affaiblissement cardiaque et toutes ses conséquences.

Parfois le rythme à deux temps complète par sa présence un ensemble de phénomènes graves déjà par eux-mêmes, par exemple dans la forme ataxo-adynamique de la fièvre typhoïde, comme dans l'observation suivante.

Observation IV (personnelle)

Fièvre typhoïde ataxo-adynamique. — Embryocardie. — Mort.

André Alexandre, 20 ans, entre le 13 septembre 1888 à l'hôpital Bichat, salle Bazin, n° 2, dans le service de M. H. Huchard, suppléé par M. Ferd. Dreyfous.

Le malade arrive dans un état typhique des plus accusés qui empêche l'interrogatoire sur les antécédents ; il serait atteint depuis 8 jours environ.

Narines pulvérulentes. Dyspnée, traces d'épistaxis. Langue sèche. Érosions sur les bords du voile du palais, quelques taches rosées, raie méningitique, myoœdème, rate un peu grosse. Diarrhée ; on ne peut recueillir les urines en totalité, l'échantillon examiné ne contient pas de sucre. Albumine, quantité modérée, indican. Température, soir, 40°,2.

Pouls 120, tendance à l'embryocardie.

Râles dans les deux poumons. Subdélire.

Le 14. Même état. Température matin, 40 ; soir, 40°,6.

Le 15. Soubresauts des tendons ; carphologie.

Embryocardie nette. — Râles fins aux deux bases.

Pouls, 140. Pression, 10°.

Le 16. Mort.

Autopsie : opposition.

Le seul enseignement qu'on puisse tirer de faits semblables, c'est que l'embryocardie coïncide avec des états graves ; mais il n'en ressort pas que la gravité provienne du phénomène lui-même, puisqu'on n'a que le choix pour attribuer la valeur pronostique à tel ou tel symptôme.

Mais il en est tout autrement, quand au milieu d'un état

relativement satisfaisant l'embryocardie se manifeste. Elle seule permet par sa présence de formuler un pronostic très sévère, quelquefois longtemps à l'avance. C'est donc dans les cas de cette dernière catégorie qu'elle possède toute son importance. Dans le premier cas, en effet, personne ne songerait à admettre un instant la bénignité de l'affection; dans le second, au contraire, on se laisse tromper par les apparences extérieures. Le faciès semble bon, la température s'élève peu, les autres symptômes sont peu accentués; on peut donc se laisser aller à espérer une issue favorable. Il n'en est rien : l'accélération du pouls, l'abaissement de la pression artérielle, l'embryocardie doivent faire craindre une terminaison mortelle par collapsus.

M. H. Huchard insiste sur cette particularité dans ses cliniques. L'observation suivante qu'il a rapportée résumée dans ses leçons en est un exemple frappant; plusieurs jours avant la mort du malade, on a pu porter un pronostic fatal, alors que l'ensemble des symptômes ne se montrait pas alarmant.

Observation V

Guit..., Ernest, cocher, 19 ans, entre à l'hôpital Bichat le 3 février 1888, salle Bazin, n° 3, dans le service de M. H. Huchard. Il ne se rappelle aucune maladie antérieure, pas de signes de scrofule, ni de syphilis. Au mois de novembre dernier chancre mou avec bubon (cicatrice encore visible au pli de l'aine) soigné à l'hôpital du Midi.

Pas d'alcoolisme, mais quelques excès de boissons, fatigue dans ces derniers temps.

Bien portant d'habitude, sauf qu'il toussait un peu, depuis un an et surtout depuis 1 mois 1/2.

Plaie et érysipèle au pied.

Le père du malade est mort âgé, la mère après 1 an 1/2 de

maladie, qualifiée de fluxion de poitrine; pas de maladies héréditaires dans la famille (grand parents, oncles bien portants).

Le début de l'affection remonte à 15 jours.

Toux au réveil, douleurs épigastriques surtout à gauche par la toux. Le malade à craché du sang, mais à la suite d'une épistaxis.

Douleurs de tête, vertiges, nausées, quelques sueurs.

Douleurs dans les reins et les épaules. Perte d'appétit.

Pas de diarrhée, constipation.

Le 3 février à l'entrée, céphalée, malaise général, peau chaude.

Température, soir, 39°,2.

Pouls, 100 pulsations.

Langue humide, blanc sale.

Pas de diarrhée, douleur dans la fosse iliaque droite.

Taches rosées lenticulaires sur l'abdomen.

Matité splénique augmentée. Myœdème. Dans la poitrine râles ronflants, rien au cœur.

Dans l'urine albumine en quantité notable. Indican.

Prescription : Todd, limonade avec 1 gramme d'acide chlorhydrique.

Le 4. T. m., 39°,4. T. s., 39°,8. Pouls, 112.

Le 5. Épistaxis. Langue sèche, constipation.

Temp. m., 39°,6. S., 40°,6. Pouls, 118.

Prescription : la même, plus 2 verres d'eau de Sedlitz.

Le 6. Épistaxis. Diarrhée.

Temp. m., 40°. S., 40°,2. Pouls, 116.

Prescription : 3 injections de 1 gr. d'ergotine. 3 injections de caféine à 0,40. Lotions froides.

Le 7. Épistaxis. Diarrhée. Début d'angine.

Toujours de l'albumine. Temp. m., 39°,6. S., 39°,2. Pouls, 120.

Le 8. Angine pultacée (collutoire). Bains froids.

Temp. m. 39°,2. S., 38°,4. Pouls, 124.

Le 9. Temp. m., 39°,2. S., 39°,2, Pouls, 104.

Le 10. Temp. m., 38°,4. S., 38°,4. Pouls, 120.

Le 11. Temp. m., 39°,4. S., 38°,6. Pouls, 118.

Le 12. *Caractère fœtal des bruits du cœur,* tachycardie.

La matité cardiaque mesure 11 cent. 1/2 sur 9.

Râles fins aux deux bases. Température m., 38°,4 S., 40°. Pouls, 120.

Le 13. 1200 c. c. d'urine. Urée, 42 gr. 86. Temp. m., 40°,8. S., 40°,8. Pouls, 156.

Le 14. Embryocardie persistante. Pouls, 160. Temp. m., 39°,2. S., 40°,4. Ecchymose au coude droit. Diarrhée.

Prescription. — 1° Strophantus; 0 gr. 03 d'extrait.
2° Naphtol; 1 gr.
Salicylate de bismuth; 6 gr.

Le 15. 800 c. c. d'urine. Urée : 24 gr. 33. Temp. m., 39°,6. S., 39°,8. Pouls, 160.

Le 16. 600 c. c. d'urine. Urée : 20 gr. 94.

Mort.

Autopsie. — Météorisme abdominal, surtout du côlon.

Estomac, peu dilaté, piqueté hémorrhagique, muqueuse œsophagienne injectée. Plaques caractéristiques de Peyer.

Foie : 2,400 gr., présente à sa surface un piqueté hémorrhagique superficiel. Il est mou, gras, consistance du beurre.

Rein droit : 250 grammes, petits kystes à liquide citrin.

Rein gauche : 250. A la pression, il s'en écoule un liquide louche grisâtre. Rate, 240 gr.

Péricarde sain, pas de liquide.

Ganglions péri-aortiques et péri-bronchique très hyperhémiés.

Adhérences pleurales de toute la partie postérieure du poumon gauche, pas d'épanchement, congestion intense allant jusqu'à l'aspect d'apoplexie diffuse. A la partie post-supérieure du poumon gauche, existe un foyer d'apoplexie gros comme une noix, le parenchyme est réduit à l'état de pulpe.

Il s'en écoule un liquide noir abondant.

A la partie inférieure du lobe inférieur du poumon droit il y a une cicatrice superficielle (foyer crétacé entouré d'une zone hémorrhagique). Dans ce même lobe, on voit des foyers très nets d'apoplexie pulmonaire. Emphysème du lobe moyen.

Injection de la muqueuse trachéale allant jusqu'à la suppuration.

Érosion au bord supérieur de l'épiglotte, ulcération à fond noirâtre au niveau des cartilages aryténoïdes qui ont disparu. Surface laryngée à coloration foncée générale. Pharyngite postérieure.

Cœur, très mou (surtout au ventricule droit) à la pression du doigt, certains points du ventricule gauche paraissent déprimés. Cordages tendineux grêles. Pas d'endocardite infectieuse, amincissement général de la mitrale sans traces d'inflammation ; endocarde rosé, surcharge graisseuse du ventricule droit sur les bords et les sillons, sur la face postérieure du ventricule droit petite plaque graisseuse circonscrite à la base. Muscle pâle, jaunâtre, mou, sensation du cœur gras. Pas d'insuffisance aortique, quelques plaques récentes d'aortite au pourtour des intercostales, parois du ventricule droit très amincies. Rien d'apparent à la tricuspide.

Examen histologique. Coupe.

Foie. — Congestion, cellules graisseuses.

Rein. — Épithélium renfermant quelques gouttelettes graisseuses.

Cœur. — Striation assez nette, pas de granulations graisseuses.

Vaisseaux coronaires, multiplication des noyaux.

Il en a été de même dans deux autres observations (1) rapportées par M. H. Huchard dans ses leçons sur la tension artérielle.

Observation VI

« Il y a 7 ans, à l'hôpital Tenon, se trouvait une malade qui, dans la convalescence d'une fièvre typhoïde de moyenne intensité, conservait toujours un pouls rapide (120 à 140), et dont les bruits du cœur présentaient le caractère fœtal. J'étais in-

(1) H. Huchard. Id., p. 10 et 11, tirage à part. Doin, 1888.

quiet, sans doute, mais je me plaisais à espérer encore la guérison, car la malade était en convalescence et elle n'avait plus de fièvre depuis une dizaine de jours. Par la suite, elle eut cependant une syncope et elle finit par succomber lentement à des phénomènes asphyxiques au vingtième jour de sa convalescence. »

La seconde observation n'est pas moins frappante :

Observation VII (résumée)

Fièvre typhoïde au 8e jour. — Embryocardie. — Mort.

Jeune fille, 14 ans, malade depuis 8 jours d'une fièvre typhoïde à apparence régulière : taches rosées, diarrhée modérée, non fétide. Langue humide, léger subdélirium nocturne pas de râles dans la poitrine. Température, 40°,5. *Pouls*, 120 140. Tendance à l'embryocardie.

12e jour. État syncopal, attribué à l'antipyrine (?)

13e jour. *Pouls* 144. *Embryocardie* nette, cependant plus d'accidents lipothymiques ; l'état semble meilleur.

15e jour. Mort avec phénomènes asphyxiques.

L'embryocardie a une telle importance que même avec un diagnostic hésitant on peut porter le pronostic.

Observation VIII

« Je suis, dit M. Huchard(1), appelé un jour par mon confrère le Dr Finot (de Paris) pour une broncho-pneumonie très grave d'origine grippale. L'état de faiblesse de la malade était tel qu'on pouvait à peine la faire asseoir sur son lit pour ausculter

(1) *Leçons inédites.*

sa poitrine. Il n'était pas possible d'établir le diagnostic d'une façon certaine ; mais je pus facilement préciser le pronostic : le pouls était faible et battait 140 fois, le cœur présentait le rythme fœtal. Dans ces conditions s'annonçait la mort à brève échéance, et, en effet, la malade succomba dès le surlendemain. »

Observation IX

« Il y a quelques mois je voyais avec mon confrère le Dr Biscarrat une jeune femme atteinte de méningite. Ce diagnostic comportait un pronostic grave par lui-même ; mais le syndrôme de l'embryocardie que j'avais constaté était pour moi l'indice d'une mort prochaine que j'annonçai et qui survint au bout de quarante-huit heures. »

Observation X

« Enfin, tout dernièrement, je voyais, avec un de mes confrères du département de l'Yonne, une malade âgée de vingt-sept ans atteinte d'une affection singulière au sujet de laquelle, je l'avoue, il me fut presque impossible de formuler un diagnostic précis. Elle était atteinte depuis plusieurs mois de polydypsie et de diabète insipide avec des signes douteux de tuberculose du sommet gauche, lesquels me firent penser à l'existence d'une méningite tuberculeuse localisée au niveau du quatrième ventricule. Mais s'il était impossible d'établir un diagnostic précis ; il n'en était pas de même du pronostic que je jugeai mortel dès le premier jour, en raison de la tachycardie (160 pulsations) et de l'embryocardie que j'avais nettement constatée. Huit jours après cette constatation, la malade succombait.

A la dernière période de la phtisie pulmonaire, dans les scarlatines graves, dans la diphtérie, j'ai pu également observer le rythme fœtal des bruits du cœur. »

Pathogénie.

Nous ne pouvons avancer aucun fait précis en faveur de telle ou telle explication de la cause première du phénomène de l'embryocardie.

Il est vrai de dire que la cause du rythme spécial du cœur fœtal ne pourrait non plus être donnée. Si donc la physiologie normale renferme encore bien des points obscurs, on ne sera pas étonné des inconnues de la physiologie pathologique. Il doit y avoir des lois, il doit y avoir un déterminisme rigoureux qui relie la cause à l'effet; mais ce que nous savons, c'est que nous ne savons rien.

Toutefois il est peut-être permis de risquer une hypothèse, fil conducteur dans ce dédale.

Nous avons vu que l'hypotension artérielle, la tachycardie et l'embryocardie semblent trois phénomènes intimement unis. L'hypotension artérielle traduit la vasodilatation pathologique; la tachycardie en dépend. Car, selon la loi de Marey (1), « *le cœur bat d'autant plus* « *fréquemment qu'il éprouve moins de peine à se con-* « *tracter* ». Donc lorsque les résistances périphériques diminuent le nombre des pulsations cardiaques augmente dans une mesure proportionnelle, soit par paralysie inhibitoire du pneumogastrique, soit par excitation du sympathique.

(1) E.-J. Marey. Id., p. 206.

Où notre explication va devenir hypothétique, c'est lors qu'il va s'agir de donner la raison du rythme à deux temps.

On pourrait admettre que le cœur battant de plus en plus vite il arrivera un moment où deux contractions cardiaques se toucheront presque et où le grand silence ne vaudra pas plus en durée que les autres temps de la révolution du cœur. Il devrait donc exister un chiffre de pulsations où l'embryocardie se produirait fatalement.

Malheureusement l'observation démontre qu'il n'en est pas toujours ainsi. Nous voyons avec une tachycardie modérée, avec 116, 120 pulsations (obs. : I, IV, V, VI, XI, XIII, XIV, XXVI, XXVIII, XXIX), apparaître déjà le rythme à deux temps, et nous avons donné un tracé de tachycardie (pneumonie) où le nombre des pulsations est supérieur, et où le grand silence reste toujours le grand silence.

Mais si nous remarquons que l'hypotension artérielle et la tachycardie semblent résulter de modifications de l'innervertion cardiaque et de la vasculaire traduisant l'action sur le système nerveux d'un poison, poison entrevu pour certaines affections (typhotoxine de Brieger, etc.), soupçonné et admissible dans toute une série de maladies, on pourrait admettre, au moins pour les maladies infectieuses, que sous l'influence de ce poison, le myocarde qui a la propriété de se contracter d'une façon spéciale, rythmiquement, change son rythme normal chez l'adulte pour son rythme fœtal, qui devient alors anormal.

L'embryocardie coïncide en effet avec des états d'altération hématique plus ou moins prononcée (1).

Ne pourrait-on pas arguer que chez le fœtus le cœur re-

(1) QUINQUAUD. *Hématologie clinique.*

A. HÉNOCQUE et G. BAUDOIN. *Comptes rend. Acad. d. sciences*, 28 avril 1888.

çoit du sang incomplètement oxygéné, et qui impressionne la fibre cardiaque d'une certaine façon ?

La toxhémie dans les maladies infectieuses n'a plus besoin que du secours du temps pour être connue en détail.

L'albuminurie fréquente montre que le rein insuffisant à sa fonction laisse accumuler les matières extractives, qui sont, en outre, formées en excès. Les lésions vasculaires prouvent en outre l'état de malnutrition de l'organe.

Est-ce que la composition du sang dans la cachexie cardiaque n'indique pas l'accumulation des déchets ?

L'intoxication par le chloral semble donner un commencement de sanction à notre hypothèse, car l'excitation cardiaque produite jointe à la tachycardie, amène un raccourcissement du grand silence, qui donne au cœur le rythme à deux temps. Du reste, si l'on voulait pousser un peu à fond, si l'on ne craignait pas d'être taxé d'exagération iatro-chimiste, ne pourrait-on pas dire que la mort n'est qu'un empoisonnement? Empoisonnement, dont les substances toxiques varient à l'infini, ce qui fait la difficulté de sa recherche. Mais même avec des corps bien définis et dans des expériences physiologiques, la recherche du poison dans le sang ne donne pas de résultat. C'est ce que Vulpian (1) a démontré pour la strychnine par une expérience très concluante.

Il en est ainsi dans beaucoup d'affections; le sang renferme une quantité infinitésimale de substances toxiques; mais comme elle se renouvelle incessamment, elle maintient continuellement l'organisme sous son influence.

Peu importe, du reste, telle ou telle explication hypothétique, pourvu qu'on soit bien imbu de l'importance du phénomène.

(1) VULPIAN. Études de pathologie expérimentale sur les substances toxiques et médicamenteuses. Cours de la faculté, 1877. *Journal l'École de médecine*, p. 193 et suivantes.

Traitement.

On doit tendre en thérapeutique à combattre plutôt la cause que le symptôme, quoique le traitement symptomatique soit celui auquel nous sommes trop souvent réduits. Aussi devrons-nous ne pas négliger les indications qui découlent de l'état général.

Comme nous ne connaissons pas les modifications apportées par les états infectieux, force nous est donc de nous en tenir à une thérapeutique générale dont les indications sont : soutenir l'organisme, modifier les substances extractives contenues en excès dans le sang, et les éliminer et comme corollaire éviter d'introduire des substances toxiques, comme les sels de potasse (1), des substances extractives, comme le bouillon (2), d'où, comme conséquence, l'établissement du régime lacté exclusif, suppression des potages gras, de la viande.

Pour remonter l'organisme nous possédons l'alcool qui outre son action comme stimulant diffusible produit la diurèse et l'abaissement de la température par ralentissement de la combustion organique. C'est par le vin que W. Stokes traitait ses malades atteints de typhus avec complication cardiaque.

A côté de l'alcool vient le quinquina, sous la forme d'extrait mou en particulier, dont l'effet tonique, à faible dose, résulte de l'excitation du système nerveux et s'accompagne de ralentissement de la circulation, d'abaisse-

(1) BOUCHARD. *Auto-intoxications.*
(2) GAUCHER. *Société médicale des hôpitaux.*

ment de la température, de diminution de l'urée et aussi des matières extractives (1).

A l'alcool et au quinquina on doit joindre le café torréfié, dont le principe excitant est la caféone et les injections d'éther, qui remontent le malade.

Pour modifier les substances extractives et autres toxiques nous n'avons guère que l'oxygène, avec lequel nous espérons brûler plus complètement les produits de combustion incomplète.

Les benzoates auraient la propriété de se combiner avec les matières extractives peu solubles et de faciliter leur élimination (2).

Pour éliminer ces substances toxiques on aura recours aux diurétiques, à commencer par les boissons, l'eau et le lait en grande quantité, puis les diurétiques proprement dits, scille, nitrate *de sodium*.

Mais ici avec l'explication pathogénique que nous avons donnée de l'embryocardie nous comprenons qu'on ne peut s'en tenir à la médication générale que nous venons de résumer; à complication locale, il faut traitement local.

La méthode antiphlogistique doit servir à combattre les progrès de l'inflammation locale. Nous avons à notre disposition toute la série des révulsifs depuis le sinapisme, le badigeonnage iodé, le vésicatoire, jusqu'aux cautérisations à l'ammoniaque, les pointes de feu, les applications caustiques.

Dans un autre ordre d'idées on peut employer les compresses froides ou glacées, la glace. Sans y attacher une grande importance cette partie de la thérapeutique n'est pas complètement négligeable.

(1) Alb. Robin. Traitement des fièvres et des états typhoïdes par la méthode oxydante et éliminatrice. *Archives générales de médecine*, janvier, février 1888.

(2) Alb. Robin. *Loc. cit.*

Mais la nouvelle modalité circulatoire qui coïncide avec l'embryocardie doit servir de base à une médication symptomatique qui, s'appuyant sur des constatations physiologiques, ne peut en devenir que plus exacte, plus rationnelle, plus scientifique.

Si elle ne s'oppose pas directement à la lésion, elle contribue à en amoindrir les conséquences, ne pouvant enlever la cause, elle tâche d'en annihiler les effets.

D'une part nous avons constaté la faiblesse du cœur et l'atonie des vaisseaux, de l'autre l'abaissement de la tension artérielle; il en résulte deux indications thérapeutiques capitales : 1° fortifier le cœur et les vaisseaux; 2° élever la tension artérielle.

De ces indications mêmes découlent les contre-indications; proscription absolue de tous les médicaments qui affaiblissent le cœur (ipéca, kermès, tartre stibié et les autres antimoniaux), de toutes les substances qui abaissent la tension artérielle (chloral, trinitrine, nitrites, iodures, antipyrine, vératrine, les sels de potasse).

Pour relever la force du cœur, on pourrait penser au premier abord à la digitale. Ne rend-elle pas les contractions du cœur plus énergiques et plus rares, ce qui la fait considérer comme un tonique du cœur? N'agit-elle pas aussi sur les vaisseaux, comme vaso-constrictive? N'augmente-elle pas la tension artérielle? Toutes ces qualités semblent bien être celles qui sont requises dans le cas particulier. Cependant, au dire de ceux qui l'ont employée, et nous sommes du nombre, on en tire peu d'avantages, elle serait même contre-indiquée, tout au moins dans la fièvre typhoïde et les états infectieux. M. Bernheim, de Nancy, part de cette particularité clinique pour assimiler le poison typhique à la digitale, qui, à faible dose, ralentit le cœur, mais l'accélère à dose toxique. On agirait donc dans le sens de la maladie, de plus, on n'agit qu'au bout de quelques jours.

La théorie peut avoir une certaine valeur, mais ce qui en a plus c'est le peu de résultat clinique obtenu.

Il est donc de toute nécessité de recourir aux autres substances considérées comme succédanées de la digitale, la caféine, le strophantus, la spartéine, le convallaria, l'adonis vernalis, etc.

De tous ces médicaments, un surtout se recommande aux cliniciens, c'est la caféine.

A la dose de 75 centigr. à 1 gr., jusqu'à 2 gr. au besoin dans les 24 heures, la caféine donne dans les cas d'affaiblissement cardiaque des résultats dignes de considération. Les battements du cœur sont régularisés, ralentis et renforcés ; la pression artérielle s'élève.

La caféine s'absorbe vite et s'élimine de même sans s'accumuler comme la digitale. La diurèse qu'elle amène peut quelquefois être considérable. On en obtient les meilleurs résultats surtout si l'on emploie les injections sous-cutanées, à la suite desquelles l'amélioration est prompte à se faire sentir. On ne saurait trop recommander la méthode des injections sous-cutanées, particulièrement dans la fièvre typhoïde où l'absorption intestinale est sujette à bien des aléas.

Associée au benzoate ou au salicylate de soude qui rendent la caféine soluble on peut en injecter 30 à 40 centigr. par centim. cube avec les formules suivantes.

Caféine	4 gr.
Salicylate de soude....	3 gr. 1
Eau	10 gr.

Caféine	2 gr. 50
Benzoate de soude...............	3 gr.
Eau	6 gr.

Faire la solution à chaud.

(Huchard.)

A côté de la caféine, nous ferons une mention du strophantus ou inée. Nous l'avons vu employer une fois, sans grand résultat, du moins sans en avoir tiré avantage. Toutefois des essais doivent être tentés, si les qualités qu'on lui reconnait survivent à l'engouement actuel pour cette substance.

Les autres succédanés de la digitale, spartéine, convallaria, etc., ne sont pas d'une action suffisamment efficace pour qu'on soit tenté de les employer alors qu'on a besoin de frapper fort et vite.

Mais nous avons vu qu'à côté de la faiblesse cardiaque, qu'à côté du manque d'énergie centrale, il y avait aussi la faiblesse des vaisseaux, l'atonie périphérique. Quand on a pensé au cœur, il faut penser aussi aux vaisseaux. Les médicaments cardiaques ne se limitent pas à cet organe, ils agissent de même la plupart sur les vaisseaux, mais cette action a besoin d'un renfort puissant et nous le trouverons dans une substance excito-motrice de 1er ordre, l'ergot de seigle, qui s'adresse surtout aux fibres lisses, et en ce qui nous concerne aux fibres lisses des vaisseaux.

On obtient une vaso-constriction si énergique qu'elle peut aller jusqu'à la gangrène avec les fortes doses.

Avec la dose de 1 à 2 gr. d'ergotine de Bonjean ou d'Yvon, de 1 à 2 milligr. d'ergotinine de Tanret en injections sous-cutanées, on remonte presque par enchantement la pression ; le cœur ralentit ses mouvements, la diurèse s'établit. H. Huchard, Bernheim (de Nancy), E. Demange ont vanté les bienfaits de cette médication. Elle n'est du reste pas nouvelle, car Duboué, de Pau (1), avait institué le traitement systématique de la fièvre typhoïde par l'ergot de seigle, frappé par l'état d'affaiblissement du système circulatoire. Son seul tort fut d'en

(1) *Physiologie pathologique de la fièvre typhoïde*, 1878.

faire une médication systématique, c'est-à-dire ne tenant pas compte des indications particulières, ni des formes différentes de cette maladie. C'est le tort de toutes les médications systématiques.

On pourrait songer à utiliser la strychnine qui, grâce à son action excitatrice des filets vaso-constricteurs, élève la pression artérielle.

En résumé, en présence d'un malade chez lequel on constate l'embryocardie, on doit, outre le traitement général, employer simultanément les injections de caféine et celles d'ergotine. La caféine s'adresse au cœur, l'ergotine aux vaisseaux. L'action combinée de ces deux substances concourt à un but unique, la tonification de l'appareil circulatoire.

Conclusions.

I. — *L'embryocardie* ou caractère fœtal des bruits du cœur consiste dans une modification du rythme cardiaque dans laquelle les quatre temps, 1er bruit, petit silence, 2e bruit, grand silence, sont tous égaux en durée, et le premier et le second bruits de même timbre et de même intensité.

II. — Elle est une des modalités les plus remarquables et les plus importantes du rythme cardiaque pathologique.

III. — On la rencontre dans les maladies infectieuses, les intoxications, les affections cardiaques.

IV. — Elle s'accompagne toujours de tachycardie et d'hypotension artérielle.

V. — Complète et permanente, elle est l'indice d'un pronostic très sévère.

Incomplète ou transitoire, elle signifie que le myocarde est atteint; mais que la guérison n'est pas impossible.

VI. — La cause première semble être due à l'altération sanguine (substances toxiques, matières extractives).

VII. — L'action thérapeutique spéciale doit porter sur le cœur (caféine — digitale contre-indiquée) et sur les vaisseaux (ergotine).

Observations.

OBSERVATION XI (RÉSUMÉE)

Typhus maculé; signes d'affaiblissement cardiaque prédominant à gauche; absence du choc du cœur; administration du vin à hautes doses; guérison au 17e jour (1).

Homme, 24 ans, entré le 25 mars à Meat Hospital, au 9e jour de maladie, état grave. Pouls 120. Choc cardiaque faible, 1er bruit faible non perceptible à gauche du mamelon.

26 mars. « Pouls à 116, petit, faible; on ne sent pas du tout l'impulsion du cœur. Les bruits cardiaques sont extrêmement affaiblis; on les entend à peine à gauche et au-dessus du mamelon; il est *difficile de les distinguer l'un de l'autre, car ils semblent se réunir et se confondre.* Entre le mamelon et le sternum, ils sont plus forts et mieux définis : le 2e bruit l'emporte en netteté sur le 1er. *Si la fréquence* des battements du cœur *était un peu plus grande*, les signes *ressembleraient beaucoup à ceux de la circulation fœtale.* Vin, 16 onces. »

Retour lent à la normale.

1er avril, convalescence.

OBSERVATION XII (RÉSUMÉE)

Typhus maculé avec symptômes de catarrhe gastrique et symptômes nerveux très développés; modification remarquable de l'action du cœur; administration du vin (2).

Thomas Cavanagh, 15 ans, malade depuis 3 jours, taches, diarrhée, pouls 120, petit, dépressible; mais cœur normal.

(1) W. STOKES. *Loc. cit.* Obs. XXVIII, p. 394.
(2) W. STOKES. *Loc. cit.* Obs. XL, p. 399.

4 jours après, délire tranquille, taches livides, langue sèche. Pouls 132, *bruits cardiaques faibles, le 1er surtout.*

Le 5e jour. « *Les bruits du cœur ressemblent exactement à ceux d'un fœtus au huitième mois ;* à la fin de l'expiration on sent très indistinctement le choc du cœur. »

Augmentation progressive de la force cardiaque, convalescence le 10e jour.

Observation XIII (résumée)

Typhus maculé grave, délire ; caractère fœtal des bruits du cœur. — Administration du vin à fortes doses. — Guérison (1).

Patrick Quin, 20 ans, éruption abondante de taches livides. Pouls 125. Action du cœur faible.

Le 3e jour. Pouls 120. « *Les bruits du cœur ressemblent à celui de la circulation fœtale.* »

Le 15e jour, convalescence après aggravation.

Observation XIV (résumée)

Typhus maculé grave ; complication d'une inflammation pulmonaire intense ; caractère fœtal des bruits du cœur. Administration du vin. — Mort (2).

John Harris, malade depuis 6 jours, pétéchies, pouls 96.

« Quatre jours après, le pouls monte à *116 pulsations ;* les *bruits du cœur sont très faibles*, et, au dixième jour, ils *ressemblent beaucoup à ceux du fœtus* pendant la vie intra-utérine.

Autopsie, 11 heures après la mort.

(1) *Loc. cit.*, p. 410. Obs. XLVII.
(2) *Loc. cit.*, p. 416. Obs. LI.

Cœur : volume normal, livide, mou, surtout au niveau du ventricule gauche. Sur le ventricule droit quelques plaques laiteuses. Aspect singulier du myocarde des parois ventriculaires ; couche homogène foncée ; infiltrat de matière gommeuse ressemblant à la substance rénale corticale. Les piliers semblent moins atteints ; le cœur droit semble normal. Pas de lésions intestinales.

Observation XV (résumée)

Fièvre typhoïde. — Embryocardie. — Injections de caféine et d'ergotine. — Guérison (1).

Jeune fille, 18 ans, entre à l'hôpital Bichat, le 8 mars 1887, dans le service de M. H. Huchard.

Pulsations, 160-180, bruits du cœur faibles.

Embryocardie à plusieurs reprises. Cyanose des extrémités. État syncopal.

Injections de caféine et d'ergotine ; guérison au bout de deux mois.

Observation XVI (résumée)

Fièvre typhoïde. — Embryocardie — Injections d'ergotine. — Guérison (2).

Jeune fille, 11 ans, vue le 21 juillet 1885, au 12e ou 15e jour d'une fièvre typhoïde ataxo-adynamique.

Temp. m., 40°. S., 40°,6.

Pouls m., 120. S., 140, irrégulier, faible, dépressible. *Bruits du cœur faibles.*

Le 22. Syncope la nuit, contractures.

(1) Huchard. *Semaine médicale*, 9 mai 1888.

(2) E. Demange. Considérations sur la forme cardiaque de la fièvre typhoïde et son traitement par les injections d'ergotine. *Revue mensuelle de médecine*, 1885, p. 1025.

Pouls, 140-150, petit, dépressible, irrégulier.

« Le cœur est irrégulier; *les bruits faibles et se rapprochant du rythme fœtal*. Cyanose. »

T. m., 40°. S., 40°,6.

Prescription : Thé au rhum. Teinture de digitale 10 gouttes, extrait de quinquina, 3 gr., lotions vinaigrées.

Le 23. Syncopes répétées. *Injections d'ergotine*, amélioration de l'état du cœur.

Pleurésie. *Guérison*.

Observation XVII (résumée)

Scarlatine. — Embryocardie. — Mort. (1)

Homme, 16 ans, pris le 3 juin au soir de fièvre et grande fatigue ; le 4, angine ; le 6, éruption, scarlatiniforme. Dyspnée, *douleur précordiale*. Agitation et délire nocturnes.

7 juin. *Pouls*, 140 à 160; température, 40°,8.

Anxiété, délire. Hypostase des deux bases.

Embryocardie. Ergotine et caféine. Mort avec phénomènes d'asphyxie.

Observation XVIII (personnelle)

Pleurésie purulente enkystée post-puerpérale. — Embryocardie. — Mort.

Loubat, Julie, âgée de 36 ans, journalière, entre au n° 27 salle Louis, dans le service de M. H. Huchard.

Accouchée le 20 mars 1888.

Antécédents nuls.

Le 3 avril frissons multiples, deux jours après son entrée

(1) Chevallier (Compiègne, Oise). *Revue générale de clinique et de thérapeutique*, 28 juin 1888, p. 411.

ressent un violent point de côté qui a duré un jour et céda à l'application de ventouses.

En même temps, la température s'élevait à 39°,8 soir, pour redescendre à 38°, le matin.

On constatait à gauche l'existence d'une pleurésie, matité, égophonie, souffle.

Le 10. Temp. m., 37°,6 ; s., 38°,6.

Le 11. T. m., 37°; s., 40°.

Le 12. T. m., 37°. Sulfate quinine, 0,60, puis 1 gr. Temp. entre 38°,4 et 38°,6.

Le 26. Ponction avec une fine aiguille, on ne retire rien.

Le 27. Ponction aspiratrice avec petit trocart, 300 gr. de pus jaune, apyrexie pendant 4 jours.

3 mai. Temp., 39°,3.

Le 5. Ponction. 150 gr. de pus marron.

Le 6. Temp., 39°,2. Absence de murmure respiratoire à la base gauche. Au sommet râles de congestion, appétit conservé, fonctions digestives bonnes. Pouls faible, facilement dépressible.

Léger œdème des jambes.

Le 13. Abcès le long du jambier. Incision, drainage.

Temp. s., 40°.

Le 18. Abcès de la grande lèvre ouvert par fistule.

Températ. s , 40°.

Le 19. Temp. m., 37°. Ponction, 250 gr. de pus, injection d'éther iodoformé.

Température toujours élevée. Cœur à rythme fœtal, 3 jours avant la mort.

Injection sous-cutanée de chlorhydrate de quinine qui abaisse la température. Sulfate de quinine, 0,50 centigr. pendant 2 jours.

Température remontée. Diarrhée abondante. Le cœur bat très rapidement, rythme fœtal.

Bismuth........................... 4 gr.
Diascordium........................... 4 gr.

Mort à 10 heures du soir.

Autopsie. — Pas de péritonite purulente. Rien d'apparent dans le petit bassin.

Rate, 270 gr., infectieuse, molle, diffluente. Petits foyers de pus dans les parois utérines, muscle pâle.

Rein gauche, 140 gr. Capsule adhérente, présente les étoiles de Vercien très nettes, aspect anémié, non amyloïde, aspect congestionné, aspect granulé de la coupe, pas de taches jaunes, mais teinte générale tirant sur le gris.

Rein droit, 145 gr., *id.*

Hydropéricarde.

Adhérence en avant très considérable du poumon gauche.

Cœur, très gras, 370 gr., mou, très pâle, comme lavé; quelques plaques d'aortite vers les valvules sigmoïdes, pas d'athérome.

Poumon droit, œdème ; à gauche poche occupant la moitié de la hauteur du poumon, pus en grumeaux.

Foie gras, 1950 gr., non amyloïde, présente quelques traces de foyers purulents.

Utérus encore volumineux, muqueuse très hyperhémiée, un noyau caséeux enfoncé comme un clou dans la paroi utérine, du volume d'un gros clou de soulier.

Rien dans les trompes, pas de pelvipéritonite.

Col encore un peu dilaté.

Observation XIX (personnelle)

Fièvre typhoïde à forme gastro-intestinale. — Embryocardie. — Mort.

Françoise Julia, âgée de 20 ans, blanchisseuse, entre le 10 août 1888, dans le service de M. H. Huchard, suppléé par M. F. Dreyfous, à l'hôpital Bichat, salle Louis, n° 7.

Pas de maladie antérieure.

Père mort, ne sait de quoi. Mère vivante, bien portante.

Malade depuis 5 jours : céphalalgie, vertiges, épistaxis. Vomissements et diarrhée, perte d'appétit.

10 août. Pas très abattue, répond bien aux questions.

Douleur et gargouillement dans la fosse iliaque droite. La rate semble augmentée de volume. Langue humide, blanche, étalée. La malade a vomi et a de la diarrhée qui tache la chemise en rouge brique. Pas de taches rosées lenticulaires. Myoœdème. Sur la partie gauche du voile du palais, près du pilier et du bord inférieur, la muqueuse offre une érosion arrondie, d'un diamètre d'un centimètre environ, à contours nets, à fond légèrement jaunâtre. Le reste du voile est un peu rouge.

A peine quelques râles dans la poitrine. Rien au cœur. Pouls 80. Temp., soir, 39°. Urine, léger disque albumineux. Indican.

Prescription : lotions vinaigrées toutes les deux heures.

Potion	Naphtol B	2 gr.
	Salicylate de bismuth	4 gr.
	Julep gommeux	120 gr.

Limonade citrique. Lait. 3 lavements boriqués.

Le 11. Temp. m., 38°,2. S., 39°,4.

Le 12. Quelques taches rosées sur le ventre et les cuisses. Temp. m., 38°,4. S., 39°.

Le 13. Temp. m., 39°,2. S., 39°,6.

Le 14. T. m., 38°,8. S., 39°,5.

Le 15. T. m., 38°,8. S., 38°. Sulf. q.q. 1 gr.

Le 16. T. m., 38°. S., 38°,4. Sulf. q.q. 1 gr.

Le 17. T. m., 37°,2. S., 39°.

Le 18. T. m., 37°,8. S., 38°5. Sulf. q.q. 0 gr. 75.

Le 19. T, m., 37°,4. S., 39°,6. Sulf. q.q. 0 gr. 75.

Le 20. T. m., 38°,6. S., 39°,7. Sulf. q.q. 1 gr.

Le 21. T. m., 37°,8. S., 39°,2.

Le 22. T. m., 39°. S., 38°,8.

Le 23. T. m., 38°,6. S., 39°,6.

Le 24. T. m., 37°,8. S., 38°,2.

Diarrhée abondante et fétide. Pouls 110, le soir.

Le 25. T. m., 39°. S., 39°,6.

Pouls m., 120. S., 126. Todd à 40 gr. Injections de caféine et d'éther.

Affaiblissement du premier bruit cardiaque. On ne peut recueillir les urines.

Le 26. T. m., 38°,2. S., 38°,6. P. m., 104. S. 110.

Le 27. T. m., 38°. S., 39°,8. P. m., 100. S., 124.

Le 28. T. m., 39°,6. S., 40°. P. m., 116. S., 130.

Sulf. q.q. 1 gr. l'a vomi.

Le 29. T. m., 40°. S., 39°,8. P. m., 120. Lavement sulf. q.q. 1 gr.

Calomel, 0,60. Vomissements. Tendance à l'égalité des deux bruits du cœur.

Le 30. T. m., 39°,5. S., 39°,8. P. m., 132. S., 128.

Râles des deux côtés de la poitrine.

Embryocardie nette. Pression artérielle, 16° (sphygmo-manomètre de Potain).

Prescription : 40 ventouses sèches. Café.

Le 31. T. m., 40°. S., 40°,2. P. m., 140. S., 136. Pression artérielle, 15°.

1er septembre. T. m., 39°. S., 38°,4. P. m., 138. S., 138. Pression artérielle, 14°.

Diarrhée fétide. Lavement : naphtol, 4 gr.

2 injections de 1 gr. d'ergotine.

3 — de 0 gr. 30 de caféine.

3 — 0 gr. 50 d'éther.

Le 2. T. m., 38°. S., 39°,5. P. m., 38°. S., 140.

Gros râles. 40 ventouses sèches.

Le 3. T. m., 39°,02. S., 38°,5. P. m., 132. S., 136. Pression artérielle, 13°.

Délire nocturne, veut partir. Carphologie. Langue sèche, toujours de l'embryocardie.

Le 4. T. m., 37°,2. S., 38,4. P. m., s., 140. Pression artérielle, 11°.

Prescription : Id. Champagne.

Le 5. Collapsus, cornées ternes, ronchus plein la poitrine.

Bruits du cœur très faibles, embryocardie. Eschare à la fosse gauche, livide, apparue dans la nuit. T. m., 38°,2.

Mort, à 4 heures du soir. Opposition à l'autopsie.

OBSERVATION XX (RÉSUMÉE)

Impaludisme grave. — Diarrhée. — Bronchite. — Embryocardie. — Mort (1).

Petit garçon d'un an, malade depuis 8 jours. Fièvre intermittente à accès vespéraux. Selles séro-bilieuses. Bronchite des grosses bronches.

Fièvre rémittente. Bronchite capillaire. Prescript. : Chlorhydrate de quinine en injections sous-cutanées, révulsifs, balsamiques, alcool.

Orthopnée extrême, immobilisation du thorax. « Les battements cardiaques, sourds, d'une fréquence incomptable, « offraient le type caractéristique de l'*embryocardie* dont « M. Huchard nous a enseigné la valeur. Le pouls n'était presque plus perceptible. »

Injection de caféine toutes les 3 heures, qui font vivre le malade encore 48 heures,

OBSERVATION XXI (RÉSUMÉE)

Fièvre typhoïde. — Embryocardie. — Collapsus. — Mort (2).

Femme 26 ans, vigoureuse, malade depuis 12 jours. Collapsus Cyanose.

« Le pouls était petit, filiforme, extrêmement fréquent

(1) MONCORVO de Rio-de-Janeiro. Valeur des injections hypodermiques de caféine dans la thérapeutique infantile. *Revue générale de clinique et de thérapeutique*, 22 novembre 1883, p. 747.

(2) G. HAYEM. Leçons cliniq. sur les manif. [illegible] s de la fièvre typhoïde. *Progrès médical* 1875, p. 15 du tir. [illegible]

« (150 puls), les contractions cardiaques étaient faibles. Le « premier bruit du cœur n'avait pas disparu ; mais, *les deux « bruits se succédaient à intervalles égaux et ayant à peu « près le même timbre sourd, le rythme cardiaque ressem- « blait à celui du cœur d'un fœtus.* »

Ventre ballonné. Taches rosées lenticulaires. Diarrhée. Lèvres, narines fuligineuses. Langue sèche brunâtre. Râles sibilants.

Mort 3 jours après. Pouls fréquent, régulier, mou, filiforme, battements cardiaques faibles, insensibles, couverts à la fin par les râles.

Observation XXII (résumée)

Fièvre typhoïde. — Gangrène de la jambe. — Embryo-cardie (1).

Jeune fille, 23 ans, infirmière, s'alite le 24 février. Température 40 à 42°. Langue saburrale puis sèche, brunâtre. Gargouillements de la fosse iliaque droite. Diarrhée. Rien au cœur.

3 mars (11e jour). Taches rosées. Râles muqueux. Insomnie. Agitation. Soubresauts des tendons. Très léger murmure à la pointe, au premier temps.

Le 5. Douleur dans la jambe et le pied gauche. Hypothermie.

Le 7. Souffle doux à la base, souffle intermittent dans les vaisseaux du cou.

Le 11. Plus de battements à la pédieuse et à la fémorale. Phlyctène.

« Le 14 mars est survenu un *affaiblissement notable du pre- « mier bruit* et la succession des bruits du cœur a pris assez « nettement les caractères du *rythme fœtal.* »

Le 19. Racornissement des orteils.

Le 25. Sillon d'élimination de la *gangrène sèche de la jambe gauche.* A droite, disparition des battements momentanément. Eschare au talon seulement.

(1) G. Hayem. *Loc. cit.*, p. 49 et suiv.

Le 6 avril. Amputation de la jambe gauche, par Gosselin. (Artérite oblitérante.)

Le 10. Pouls petit, dépressible. Souffle cardiaque.

Le 13. Suppuration fétide. Diarrhée. Douleurs de la jambe droite. Mort.

Autopsie. — Lésions intestinales classiques. Infarctus spléniques, rénaux et vésicaux. Oblitération de l'aorte abdominale, des iliaques, des crurales.

Cœur : Décoloré, feuille morte. Caillots actifs. — Au microscope : fibres musculaires atrophiées, métamorphose graisseuse plus ou moins avancée, granulations masquant les stries. Transformation vitreuse partielle. Multiplication des noyaux. Exsudat amorphe granuleux du tissu conjonctif.

Observation XXIII

Kyste de l'ovaire. — Cachexie. — Embryocardie. — Relèvement de l'état général et de l'action cardiaque par la caféine. — Opération. — Guérison. — Communiquée par M. le Dr Schwartz.

Il s'agit d'une femme de 50 ans environ qui venait d'Auvergne pour se faire opérer d'une énorme tumeur abdominale qui date de quelques années déjà, sans qu'elle puisse à cet égard nous fournir des renseignements précis.

Elle entre à l'hôpital Beaujon au mois de juin, dans le service du Dr Labbé que nous avions l'honneur de suppléer. Elle est arrivée au dernier degré de la cachexie, pâle, maigre, se soulevant à peine dans son lit. Notre attention est immédiatement portée sur son système circulatoire, quoiqu'elle n'ait pas d'œdème des extrémités et nous constatons et faisons constater très nettement à tous nos élèves des bruits du cœur absolument égaux comme intensité et comme temps, ces bruits par leur rythme ressemblent à ceux du tic-tac d'une montre. Devant un pareil symptôme, connaissant les travaux et ayant lu la leçon de notre ami le Dr Huchard, nous n'hésitons pas à repousser toute intervention, quitte à faire suivre à la malade un traitement approprié qui consiste surtout dans l'administration de quinquina et de caféine à la dose de 1 et 2 grammes par jour.

L'examen du ventre renouvelé plusieurs fois, et une ponction exploratrice qui retira un liquide couleur suie délayée, nous laissaient hésitants entre une tumeur ovarienne ou une tumeur de la rate.

Quoi qu'il en soit, au bout de 3 semaines, la malade se trouve à notre avis assez remontée pour supporter l'opération, les bruits du cœur étaient redevenus à peu près normaux comme intensité et rythme, elle-même nous affirmait que ses forces étaient revenues comme jamais elles ne l'avaient été depuis quelques mois. L'opération fut pratiquée avec l'aide de notre ami le Dr Routier. Il s'agissait d'un énorme kyste de l'ovaire pauciloculaire adhérant très intimement à toute la paroi abdominale et au diaphragme, si intimement même qu'à un moment donné, il nous fut impossible de le décoller et nous dûmes réséquer de chaque côté de l'incision médiane des fragments du péritoine. Malgré la rupture du kyste à laquelle on remédia par un lavage du péritoine, la malade guérit sans autre accident qu'un petit abcès au niveau de la ligne de suture qui allait du pubis à l'ombilic, et a pu retourner tout à fait remise dans son pays natal.

Observation XXVI (résumée)

Fièvre typhoïde, forme ataxique dès le début. Guérison (1).

Mlle B., 17 ans, commence le 26 mai une fièvre typhoïde grave.

Le 28. Pouls, 120. T., 41°,5.

(1) *Revue générale de clinique et de thérapeutique*, n° 50, 1888. Dr Guillot, de Lizy-sur-Ourcq (S.-et-M.).

« Les bruits du cœur présentent le caractère désigné sous « le nom d'embryocardie, c'est-à-dire (pour bien préciser les « faits) que les *bruits* sont *faibles, précipités* et *égaux*. Il n'y « a *pas de distinction* possible *entre le grand et le petit* « *silence. L'espace de temps qui sépare les deux bruits est le* « *même*, c'est l'auscultation du cœur du fœtus à travers l'uté- « rus d'une femme en travail. C'est le *tic-tac d'une montre*. »

Lotions froides matin et soir, piqûre avec une solution de caféine et d'ergotine.

Mieux à partir du 10e jour, convalescence longue; mais guérison.

Observation XXVII (résumée)

Fièvre typhoïde chez un vieillard. — Forme adynamique. Guérison.

Mme T., 65 ans, débilitée, fièvre typhoïde à début bénin, lait, antisepsie intestinale, alcool, quinquina.

16e et 17e jours, la faiblesse augmente, prostration, adynamie. Délire nocturne, « le *pouls* devient *petit* et *fréquent. Bruit* « *fœtal du cœur*. État très inquiétant pendant 8 jours. Injec- « tions matin et soir de la solution d'ergotine et caféine pendant « 3 jours. » Convalescence très longue, guérison.

Observation XXVIII (résumée)

Fièvre typhoïde.

Mme E..., 32 ans, rhumatisante, adipose, coliques hépatiques. Père mort de diabète.

4 décembre. Douleurs, tête et membres.

T. matin, 39°,2. T. soir, 39°,6. Pouls 120, constamment régulier.

Urines rares, rouge brun. Dépôt. *Albumine.*

Le 5. Pouls 120. M. Huchard voit la malade. *Diagn. fièvre typhoïde, forme rénale.*

Pas de taches, pas de myœdème. *Épistaxis abondantes.*

Temp. : 37°,6. *Pouls toujours* à 120.

Le 9. Délire.

« Le 10. Le *pouls* augmente de fréquence, 125. Sueurs cons-
« tantes. La faiblesse s'accentue. Urine plus rares. Les purga-
« tifs ne produisent plus d'effet. Météorisme. *Embryocardie,*
« piqûres d'ergotine et caféine. »

Pouls relevé pour un instant, coma, mort dans la nuit.

Observation XXIX (résumée) (1)

M. le Dr Latil, d'Aix, ancien interne des hôpitaux de Paris.

Paralysie bulbaire avec mort rapide au déclin d'une fièvre typhoïde,

Mme H... 42 ans, 10 août 1888, début de fièvre typhoïde grave, hyperthermie, prostration.

Le 28. *Paralysie de la vessie.*

Le 30, 10 septembre, broncho-pneumonie.

Le 12. *Contracture des masséters. Voix nasonnée.*

État général satisfaisant.

Difficulté de la déglutition.

« Le *pouls* s'était élevé à 120 pulsations, sans irrégularité ;
« la température à 39°. La respiration était courte, un peu pré-
« cipitée, la malade accusait de l'oppression et manifestait de
« l'agitation et une angoisse très prononcée. L'auscultation
« faisait percevoir dans la moitié inférieure des deux poumons
« des râles sibilants et muqueux tels qu'ils existaient depuis
« plusieurs jours ; les *battements du cœur* étaient *précipités*
« assez *faibles, sourds, égaux* entre eux comme sonorité et

(1) *Revue générale de clinique et de thérapeutique.* (Sous presse.)

« présentaient les *caractères des bruits fœtaux* que mon cher « maître, M. H. Huchard, a le premier étudiés sous le nom d'em- « bryocardie. Cet état s'aggrava rapidement, au milieu de la « nuit je trouvai la malade en pleine asphyxie, avec un pouls « impossible à compter, toute l'étendue du champ respiratoire « encombrée de râles. Elle succomba au matin. ».

L'auteur admet une manifestation bulbaire, décrite en France et reprise par Semmola (de Naples) sous le nom d'ataxie paralytique du cœur d'origine bulbaire.

IMPRIMERIE LEMALE ET Cie, HAVRE

IMPRIMERIE LEMALE ET Cie, HAVRE

www.ingramcontent.com/pod-product-compliance
Ingram Content Group UK Ltd.
Pitfield, Milton Keynes, MK11 3LW, UK
UKHW021621260726
13965UKWH00007B/1406

9 782013 556798